《新装版》

現代の医学では治らない、治せない

腰痛手術に待った！

日本理学整体学会会長
酒井健康院院長
酒井和彦

はじめに

本書は、平成21年に出版された「腰痛手術に待った！」を新装版として刊行したものです。初版出版当時は、10人に1人といわれていた腰痛に苦しむ人たちが、今や4人に1人と激増しております。このような状況のなか出版社より、本書を腰痛に苦しむ多くの方々に読んでいただくために、新装版として出版したいというお話をいただきました。

飛躍的に進んでいる現代医学ですが、腰痛に苦しむ人たちが激増しているという現実があります。このたびの新装版の刊行は、腰痛に悩み苦しむ方々を一人でも多く救い出す大きなチャンスであると捉えております。

本文で詳しくご説明いたしますが、腰痛の無痛療法として誕生した「理学整体」は、1977年（昭和55年）に私の出身地である岐阜県各務原市に「酒井治療院」を開院したことから始まりました。（1988年（昭和63年）に酒井健康院に改める。）

1994年（平成6年）に「日本理学整体学会」を設立。1995年（平成7年）に東京に進出開院したころから、「理学整体」の理論・施術法が全国のテレビ・週刊誌・健康雑誌で広く紹介され、知る人ぞ知る「腰痛難民の駆け込み寺」として大きな注目を集めました。今も現代医療に見放された多くの方々が全国から岐阜本院と東京の五反田分院に施術に訪れています。

「理学整体」では、「痛み」とは単に体の壊れを知らせるシグナルであると捉えます。そのシグナルを止めることはもちろんですが、シグナルを鳴らしている原因を突き止め、その原因を取り除く根本治療を究極の施術目的としているのです。

つまり、痛みを引き起こしている体の異常を解剖学的、生理学的、あるいは力学的に究明し正常な形に戻す。これが「理学整体」なのです。この考え方も、この10年で全国的に認知していただくまでになったと自負しております。そのことは、私の健康院を訪れる患者さんの中に内科医や外科医の現役の先生方さえいらっしゃるからです。

さらには、定期的に行われる「理学整体研修会」には、我々の考え方に賛同した小児科や外科の医師をはじめ、治療所の鍼灸師、マッサージ師、そして理学療法士、看護師、介護福祉士といった有資格者の方々も多く参加されるようになりました。

私は、現代医学で言われるような病名には、あまり関心がありません。なぜなら、現代医学を学んだ医師たちは痛みの原因が不明でも患部の状態や症状をひとくくりにして病名をつけますが、原因や効果を示さずに、ダラダラと同じような治療を繰り返すのは患者さんの不安や不信感を高めるだけで科学的な治療とは言えません。

理学整体ではそうしたことに関係なく、患者さんの体がどのように壊れているかを問題にします。痛みがなくとも体が壊れていればこれを治します。そして、施術の結果を患者さんとともに確認することも大事なプロセスとしています。

これまで病院や治療所をめぐっても治療の効果がなく、今現在も原因不明の痛みに悩み苦しんでおられる方は、ぜひ本書「新装版・腰痛手術に待った！」をお読みになって理学整体による施術法を理解し、健康院を訪ねていただきたいと思います。

平成30年9月

日本理学整体学会会長・酒井健康院院長　酒井 和彦

本書は「腰痛手術に待った！」（２００９年10月刊・Ａ５判）を新装版（四六判）として刊行したものです。

《目　次》

はじめに……3

第1章　病名・症状など理学整体には関係ない

●手術!?　ちょっとお待ちなさい！……14
●ヘルニア手術、症状がないのに………16
●痛かったら安静が一番……19
●〝痛み止め〟の弊害……23
●ヘルニアと狭窄症で、注射や薬、リハビリなど、
治療が同じなのはおかしくないですか？……25
●「体の壊れ方」を診る理学整体……29
●自律系と運動系の相関関係の怖さと凄さ……31
●姿勢とは〝姿〟の〝勢い〟を現す……35

目　次

●理学整体は「無痛療法」です……38
●結果が出なければゼロと同じ……42

第2章　私はこうして腰痛から解放された

●手術は完璧／痛みは変わらずの悲しい現実……46

体験談①
「立てた！」思わず大声で泣いた
兵庫県　加藤清子（仮名）60歳……47
■1回の牽引で激痛により立てなくなる　48　■屈辱的なオムツ生活を余儀なくさせられる　50
■本を読んで「必ず治る」と確信　52　■大勢の患者さんの前でワーッと泣いた　55
■スリッパでパタパタ歩く自分に気がつく　57

体験談②
病院から見放され一時は自殺も考えた
栃木県　友田芳樹（仮名）31歳……62
■3回のブロック注射で車椅子生活になる　63　■酒井先生なら治してくれるよ！　65
■いまは90％回復している　67

体験談③
どうなるか分からず涙が出たあの頃を思い出したくない！
茨城県　小林祐子（仮名）30歳……71
■それほど重大には考えていなかった　72　■この先どうなるんだろう…　73
■気をつけ！　の姿勢ができた　75　■「動かないでいい」と言われて気持ちが救われた　77

体験談④
激しい腰痛を克服、出産も楽にできた
愛知県　人見美津子（仮名）29歳……82
■入浴後に足を拭く姿勢で腰に激痛　83　■牽引する度に両足の長さが違ってくる　84
■初回で立てた！　出産も楽にできた　86

体験談⑤
チタンのボルトを入れても痛みは止まらなかった
山梨県　川野美津子（仮名）64歳……92
■レントゲンで軽いヘルニアと診断　93　■痛み止めは腎臓に悪い？　94
■チタンのボルトを8本も入れる　95　■他の医師からも「特殊な手術をしたね」と言われた　98

体験談⑥
やっと光明を見つけられた
三重県　倉田美幸（仮名）75歳……104
■手術しないと歩けなくなるよ、と言われて…　105　■大小14本のチタンで脊椎を固定　107
■病院では治療のしようがない　108　■あれ、ちょっと違ってきた!!　110

目　次

体験談⑦
腰に入れたボルトが重く感じるほど痛みが集中した
東京都　松下里美（仮名）66歳 …… 115
■ブロック注射は効果が見られなかった 116
■ストレスが溜まってウツ的な症状にもなった 117
■楽になって久しぶりに銀ブラを楽しむ 120
■ボルトの違和感は消えない 122

体験談⑧
寝られない、食べられない。生きていく価値があるだろうか？
神奈川県　小菅貴久 24歳 …… 127
■14歳でヘルニアの疑い 128
■背中が疲れる！　15枚も湿布を貼って授業に出席 129
■激痛のレーザー手術も改善は見られず 130
■ブロック注射で何とか2年は過ごせた 132
■今度はブロック注射を境に地獄を見る 134
■このままでは生きている意味があるのか 136
■3回目で散歩ができた 137
■幼児期の体験に原因があったのか？ 139

体験談⑨
手術は万能ではなかった
山口県　村田聡子（仮名）78歳 …… 144
■仕事の関係で昔から膝が悪かった 145
■酒井先生にも腰のことは言わなかった 146
■広島に行って手術を受ける 147
■酒井先生に怒られた 148

体験談⑩
まさにゴッドハンドだったな！
大阪府　片山　宏（仮名）16歳……153
■高校新一年生を休学して施術に専念　154
■3ヶ月たらずでほぼ完全に痛みから解放される　156

体験談⑪
手術前の入院中の、病院の本屋で酒井先生の本に出会う
埼玉県　藤波亮子（仮名）43歳……161
■新入社員で率先して重いものを運び腰を痛める　162
■病院で酒井先生の著書『医者も手術もいらない…。』の本を見つける　164
■股関節を初めて指摘されびっくり　167
■回数券はお守り！　いつでも駆け込める　170

体験談⑫
検査をしても原因不明、紙もつかめないほどの握力低下が回復!?
岐阜県　村瀬由里子　35歳……174
■14年間治療を受けずに痺れが生活の一部になっていた　175
■ある朝、左手首から先が動かなくなる　176
■一時はノイローゼの状態になったが　178

体験談⑬
手術直前で思わぬ幸運（？）により中止、今は八割が改善
岐阜県　浅野喜一　74歳……184
■ある朝突然動けなくなった　185
■帯状疱疹で麻酔医が手術を拒否　187
■正直「こんな軽い施術でいいのか」と思った　189

体験談⑭
整形外科で治療を受けた友人との差が歴然
千葉県　村松純子（仮名）78歳……195
■私は医者とクスリが大嫌い　196
■1回の施術で帰りはサッと歩けた　197
■差を見ることができた　198
■続けてください！　私もそれで改善されました　199

体験談⑮
杖が邪魔と思えるようになった
神奈川県　吉田恭子（仮名）77歳……203
■道端で動けなくなったことも　204
■家からタクシーで健康院に行った　207
■本当に体が壊れていたと納得　208
■旅行にも行けるようになった　209

体験談⑯
側湾症で数十ヶ所治療所を替えても効果がなかった
群馬県　嶋澤則子（仮名）36歳……214
■勧められた手術をやらなくてよかった！　215

第3章　簡単な歪みチェックで自分の体の壊れ方を知ろう！

●痛みがなくても体は壊れている……220
●健康度チェック……222
◆ねじれのチェック　◆傾きのチェック
◆床への手つき具合のチェック　◆腰椎の出具合のチェック
●自分で壊れた体を治してみよう……227
◆天つかみ体操　◆膝抱き体操　◆手のひら合わせ体操
おわりに……234

第1章

病名・症状など理学整体には関係ない

手術!?　ちょっとお待ちなさい!

本書の初版では、平成19年度の厚生労働省の国民生活基礎調査で、腰痛の自覚症状のある人が全人口の10人に1人で、そのうちの80%の人が腰痛の原因が不明と書いたのですが、平成25年の調査ではなんと4人に1人にまで激増し、さらに原因不明も85%になっています。

この数字から見ても腰痛は、増々無視できない重大な病気になっていることを付け加えておきます。

確かに腰痛は、すぐさま生命の危機を招くというわけではありませんが、後章に出てくる体験者の皆さんの苦労話を読んでみてください。単に腰痛というだけでなく、生活全般にかかわる怖い病気だということが実感として伝わってくるはずです。

私の健康院に、「いろいろな整形外科や治療所で治療を受けたが、どうしても治らない」と、駆け込んでこられた方で椎間板ヘルニア・脊柱管狭窄症・すべり症と診断された重症腰痛だけでも、3年間で1400人にものぼります。

しかも動けなくなって寝たきりになったり、あるいは杖なしには歩けなくなったり、横になることも立つことも痛くてできない、そんな方が大半です。そのうえ、1400人の来院者のうち外科手術およびレーザー手術を受けた方は200人もいたのです。

つまり7人中1人は手術の経験があり、なおかつ手術をしても痛みや症状が解消していないということを示しています。もちろん治っていれば健康院には来るはずもないわけですから。つまり、この事実からも腰痛は現代医療で必ずしも完治するとは限らないということが言えます。

全国にどのくらいの治療所があるでしょうか、数万軒～十数万軒あるとして、たまたまその中の酒井健康院というたった一つの治療所の統計ですら、今申し上げたような数字になるのです。全国レベルで集計すれば、無視できないほど多数の悩みを抱えた腰痛患者さ

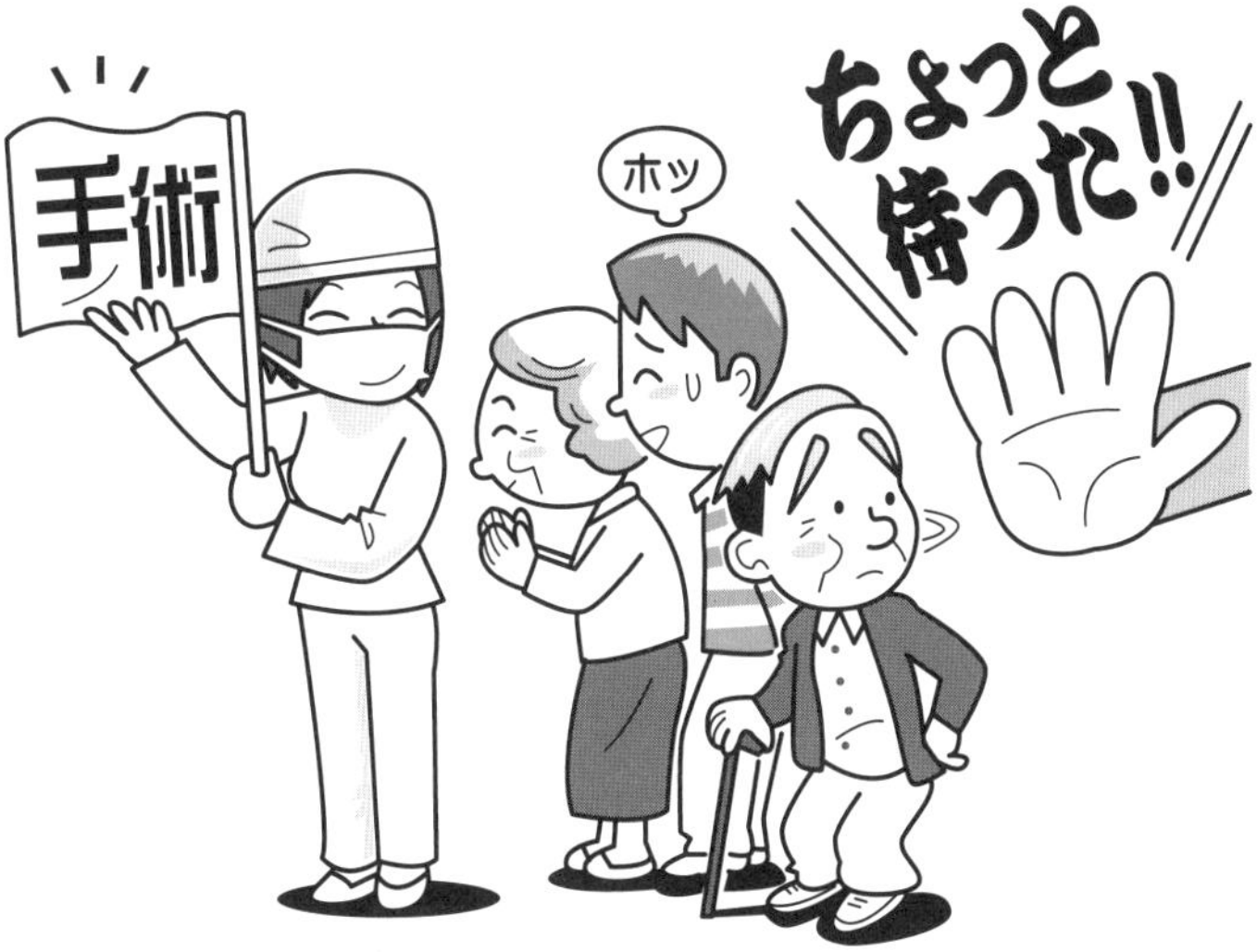

んがなす術もなくまた、解決策を見出せずに泣いていらっしゃるのではないでしょうか？

現場の私たちはそうしたことを肌で感じていますので、医師から手術を勧められた患者さん達には特に、

「手術!?　ちょっと待った。その前にすべきことをやってみよう。それでダメなときに手術も選択肢に入れて考えてみよう」

というアドバイスを必ず行うのです。

ヘルニア手術、症状がないのに……

数少ない整形外科のデータの中に次のようなものがあります。

米国のジョージワシントン大学の研究では、腰痛の症状が出ていない人でも60歳以下では5人に1人、60歳以上では80％の人に椎間板ヘルニアが見つかっていると言うのです。

日本でも、日本脊椎脊髄病学会理事長の菊池臣一医師が、平成20年3月1日発行の「家庭画報（3月号）」の対談で「腰に痛みが全くない人々にＭＲＩ検査をすると76％もの人に椎間板ヘルニアが見つかった」と紹介しています。

それならば、痛みや症状が出て神経を圧迫しているからヘルニアだと言われた人と、ヘルニアが神経を圧迫しているにもかかわらず、痛みや症状のない人（アメリカでは80％・日本では76％）との差はなんなのでしょうか？

ヘルニアが神経を圧迫しているにもかかわらず、痛みや症状のない人も椎間板ヘルニアという病気なのではないのですか？

これらのデータは椎間板ヘルニアという病気の定義を根底から覆す重大な問題提起であるということがわかります。

まさか、症状の出ていないヘルニアの人を手術することはないですよね？

もしも、この数字を前提に考えていくと、

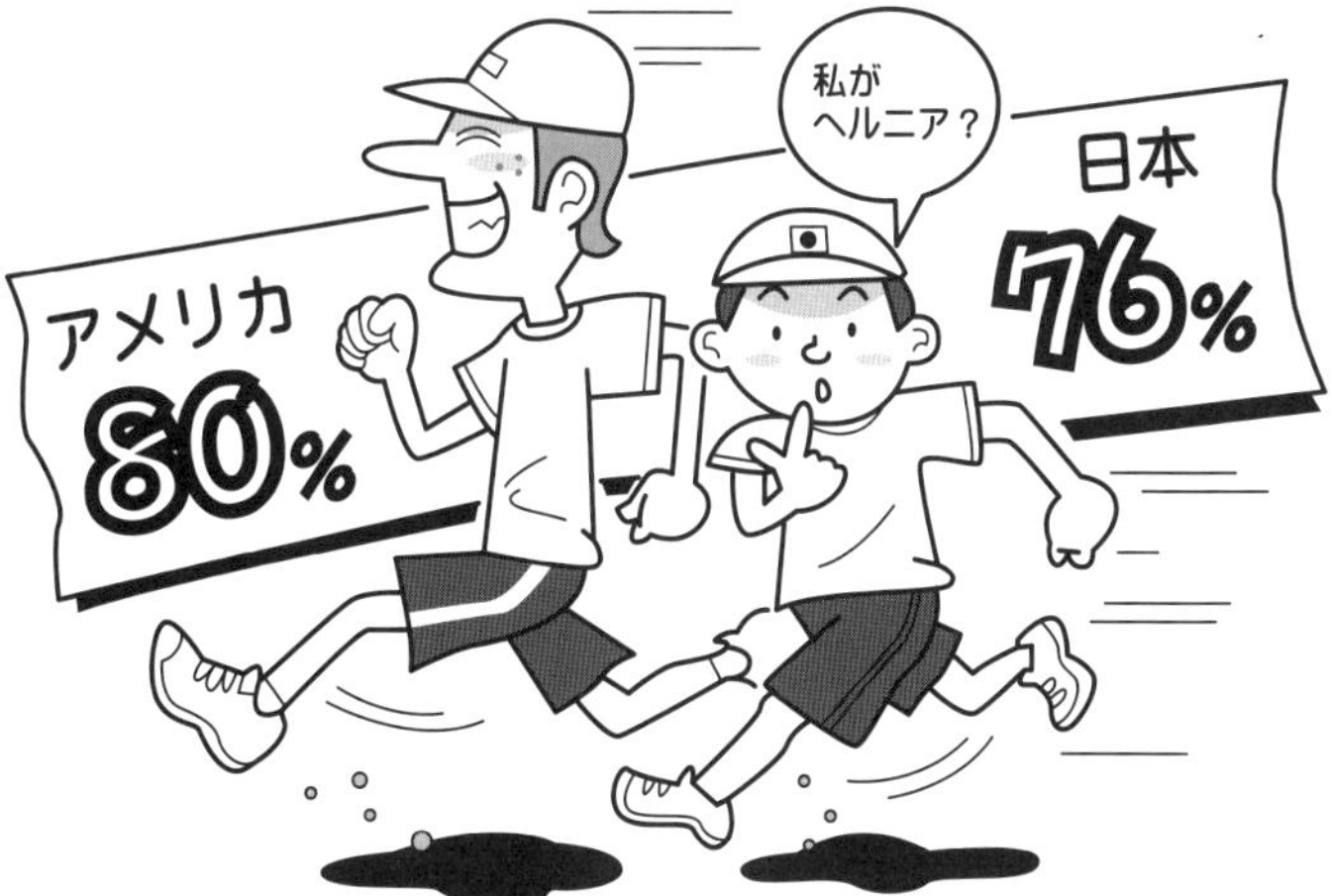

まったく痛みや症状がなくヘルニアのある人は、何らかのキッカケで症状が出てしまった場合、ヘルニアと症状が無関係であっても当然、診断に基づき「ヘルニアが神経を圧迫しているから、痛みや症状が出ている」と決めつけられて、手術を勧められるのです。

その証拠に、椎間板ヘルニアの手術をしても症状の変わらない人が現にいますし、こうした例は決して珍しくはありません。ヘルニアの病気としての定義が曖昧なのに果たして手術は必要なのでしょうか？

そこが「すべてヘルニアが原因」だとする現代医学と「ヘルニアは体の異常の結果」であるとする我々理学整体との考え方の大きな違いなのです。

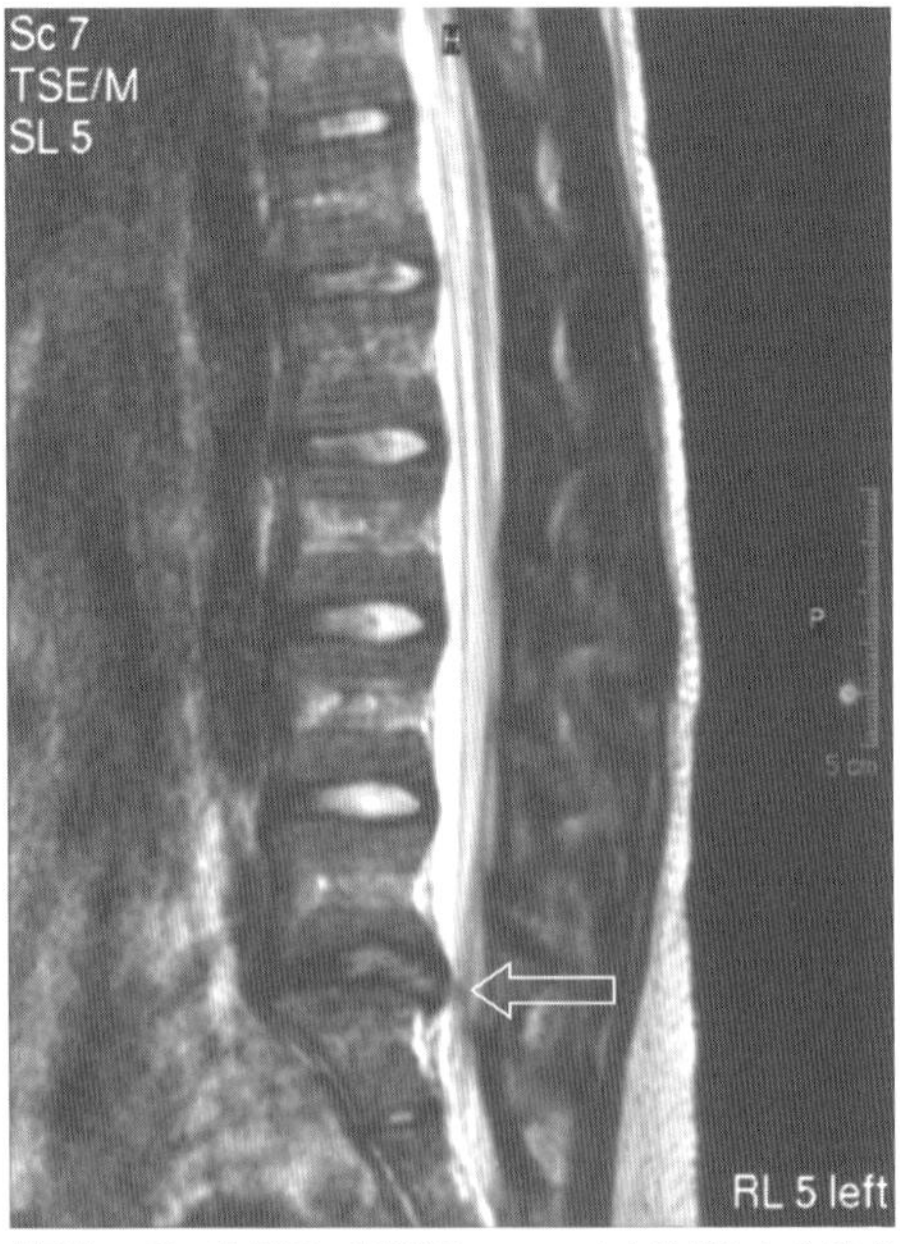

「腰椎５番 - 仙骨間の椎間板ヘルニア」と診断された患者さんのMRI画像。矢印の箇所がヘルニアで、白く写っている脊髄の空間を圧迫しているのがわかる。

痛かったら安静が一番

手術というのは、誰でもわかるように、いくら技術が進歩したとしても危険が伴うものです。

体にメスを入れないで痛みを解消できるならそうしたい、と思うのが患者さんの真実の願いでもあります。

医師しか頼る人がいないと思えば、黒を白と言われても信じるしかない。考えてみればおかしいことであっても、そうかと思うとついその気になってしまう。痛みなどの症状に追いつめられた患者さんが選ぶ選択肢は一つしかありません。第2章の体験談の川野さん（92頁）、倉田さん（１０４頁）、松下さん（１１5頁）、村田さん（１４４頁）、藤波さん（１６１頁）、浅野さん（１８４頁）もそう言っています。

実際痛くて動けなくなれば、藁にもすがる思いで医師の診察を受け、言われた通り何でもハイハイと承諾してしまうでしょう。

また、よく整形外科や整骨院などの治療所で言われることですが、

「あなたの場合は筋肉が弱っているので、筋肉を鍛えてください。適度の運動が必要です」

そういって、散歩や体操を勧める医師が多くいらっしゃいます。

中には「姿勢が悪いから、そんなに具合が悪くなってしまったのだから、姿勢を良くしなさい」と怒るような医師もいるとか。これは言語道断なやり方です。

筋肉だって生活習慣から異常な働きになることがあるのです。

実際に痛みを抱えて来院している患者さんにスポーツを勧めたり、散歩を強要するのはもってのほか。

胃が弱っている時に、硬いものを食べて胃を鍛えろというようなものです。

顔色が悪いから病気だというなら、化粧して赤みをさしたら元気になりますか?

王監督が内視鏡手術で胃の手術を完璧に行ったのに、食べ過ぎで再入院したという話がありますが、これも同じことです。やはり鉄人の王さんでも具合の悪いときは、回復するまで静かにしていなくてはいけません。


『腰痛は　胃ならどうする　安静に』

私は患者さんによく言うのですが、歩くのがいいと言うならゴルフ場のキャディーさんなどは、毎日あれだけ歩いて鍛えられているはずですから、皆さん健康そのものでなければおかしい。ところが実際には、キャディーさんにも同じように腰痛持ちの人もいれば膝関節痛の人も大勢います。

　スポーツ選手などは健康づくりの見本みたいなものじゃありませんか。引退した野球の清原選手、見かけによらず真面目で練習熱心な選手だったそうですよ。もともと強い肉体を持っていたでしょうし、加えていつも筋力強化のトレーニングをしていた。

　ならば少々のことでは、腰痛や膝、筋肉を痛めることはないはずです。それが、選手生活の後半はケガの連続で思うような成績も残せず、満足に試合に出場することもできなく

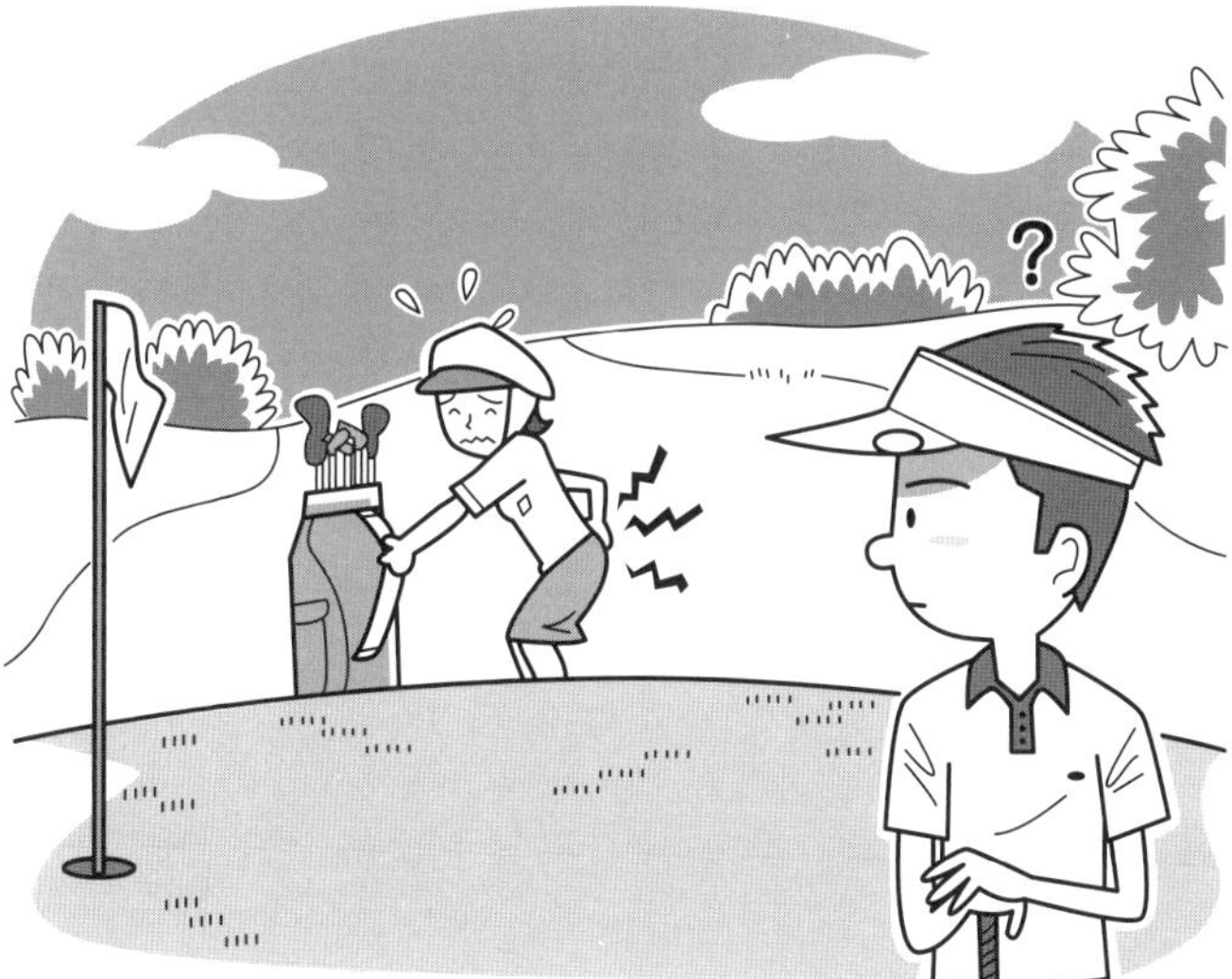

なってしまった。

痛みが発症したときに何が必要かと言いますと、痛いときはまず安静です。痛い部位を動かしてはいけません。

体操などやればますます症状が悪化します。理学整体では、筋肉を鍛えるようなことは致しません。

その観点からも、痛み止めの薬を使用するのは最も避けるべきです。やむを得ない場合を除いて、痛み止めで神経を麻痺させてスポーツを続けたり、痛み止めを使用しながら仕事を続けたりするのは、回復を妨げる大きな原因になります。やむを得ない場合とは、痛みや症状がひどく、眠れないなど、本来回復にあてる時間が取れない場合です。それ以外で痛み止めを使用するのは薬の副作用も含めて危険なのです。

整形外科の治療の難しさの一つに、この、「休まなければいけない」ということがあります。特に働き盛りの人や年中家事をしている主婦は、動くなと言われてもなかなか安静にしていることができません。仕事をしたいがために痛み止めの薬を患者さんの方から要求する場合が多くなります。しかし、痛み止めを使ったがために回復時期が遅くなるというのもよくあることなのです。

「壊れた体」を使い続ければ余計に悪化します。理学整体では「休ませる」ことを最も重視します。休ませることにより、悪化を防ぐと同時に回復も見込めるからです。健康院の治療でも、患者さんには施術後５分は休むように勧めています。これは筋肉を施術によって変化させた体を安定させるための時間でもあります。

〝痛み止め〟の弊害

よく考えれば、痛み止めがなぜ良くないかがすぐに分かります。痛みというのは、体に不都合があるために、これに気づかせるためのシグナルなのです。もし、痛みというシグナルがなければ、痛みの進行がわからず、徐々に症状を悪化させていきます。気がついた時には、もうどうにもならないほど悪くなっているということさえあります。沈黙の臓器である心臓や肝臓の病気などがまさにそれです。

ですから痛みは苦痛ではありますが、対症療法でごまかしてはいけません。痛みが出るからこそ原因を突き止め、早めに治すことができるのです。

ところが、痛み止めを使って痛みがなくなってしまうと、その原因に気づかずに生活を続けることになるんですね。それどころか、鎮痛剤で痛みを忘れている間に、より悪化していることに気がつかないのです。

また、鎮痛剤も常用すると必ずといっていいほど、胃の薬を併用することになります。つまり、その鎮痛剤は明らかに胃に悪影響を与えるからなのです。ならば、胃薬には問題はないのでしょうか？　どんな毒性のある薬も、解毒剤と一緒に飲めば果たして本当に害がないのでしょうか？

鎮痛剤というものの本質をよく考えてみてください。ほとんどが頭痛、歯痛、神経痛と広範囲に効くと書いてあるはずです。つまり、症状のある箇所に限定的に効くものではなく、ただ単に知覚神経を麻痺させるだけのもので、治すという事とは無関係な薬なのです。体の異常がひどくて動けない人が鎮痛剤で痛みを忘れ、日常の生活の中で動き回るということがどのくらい怖いことかご存知ですか？

例えば、暴飲暴食により胃がただれ、炎症を起こして胃痛を訴える人に本来の胃の治療をするのではなく、痛み止めを使い、治ったかの如く思わせて暴飲暴食を続けさせればますます胃は悪くなるのです。

多くのヘルニア等の腰痛は、安静にしていれば痛みを感じない人が多いのです。それが立ち上がったり前屈したり、寝返りを打ったり、また歩いたりした時に痛みを感じるのです。

つまり、その動作で使う筋肉が、正常に伸び縮みすることができなくなったための痛みなのです。その筋肉の働きを正常にすれば痛み止めなど必要ないのです。

筋肉の働きが正常になるとは、何度も申し上げておりますが体の形と動きを正常にするということなのです。

ヘルニアと狭窄症で、注射や薬、リハビリなど、治療が同じなのはおかしくないですか？

痛みに対して、思い違いをしている整形外科の先生方が多くいると思います。その一つに、「神経を圧迫しているのが痛みや症状の原因」という説明の仕方があります。

ＭＲＩやレントゲンなどの検査で仰向きになります。このとき痛みや症状がない方が結構いらっしゃいますが、こうした場合でも、検査の結果、「椎間板ヘルニアや脊柱管狭窄症で神経が圧迫されている。だから痛いのだ」という説明をする先生がいます。

これはおかしい。

神経を圧迫しているなら仰向きに寝ていても痛いはずです。どんな恰好をしていても神経が圧迫されているなら常に痛みがあるはずです。それが場合によって痛みの有無があるということは、その症状が神経の圧迫から由来しているのではなく、他に原因があると考えなくてはなりません。

前述したように、アメリカでも80％、日本でも76％の人がヘルニアが神経を圧迫していても痛みのない人があたり前のようにいるのです。

他にもおかしいのが、患者さんからよく聞く話ですが椎間板ヘルニアと言われた患者さんも狭窄症と言われた患者さんも、あるいはその他の診断を下された腰痛の患者さんも皆同じような薬の処方、もしくはリハビリをしている。

たとえば、心臓、肝臓、腎臓、胃また血圧などの異常で内科に通院した場合には、治療しながら定期的に検査し、その経過を観察して処方を随時変えたりするのです。それは、その治療により良い結果が期待できるという確信、またはその治療が間違っていないかを確認しながら慎重に治療を行っているものだと思われます。

それが、整形外科の治療はどうでしょうか？

ほとんどの患者さんに対して痛み止めと牽引、電気があたかも三種の神器のごとく使われています。本来病名が違うのなら、それぞれに対応した治療法があるはずです。

症状の出方が違うメカニズムのものに対し、同じアプローチというのは個々の診断や、病名の違いを否定したことにならないでしょうか？

それに、痛み止めや牽引、電気で圧迫されていた神経が元の状態に戻るのでしょうか？　医師の言う通りに三種の神器で痛みや症状が癒えてくれたらよいのですが、どの患者さんにも同じ薬の処方、同じリハビリをしているということは、目的がハッキリと明確にできていない治療だと考えた方がよいでしょう。

あまり効果は期待できないということで

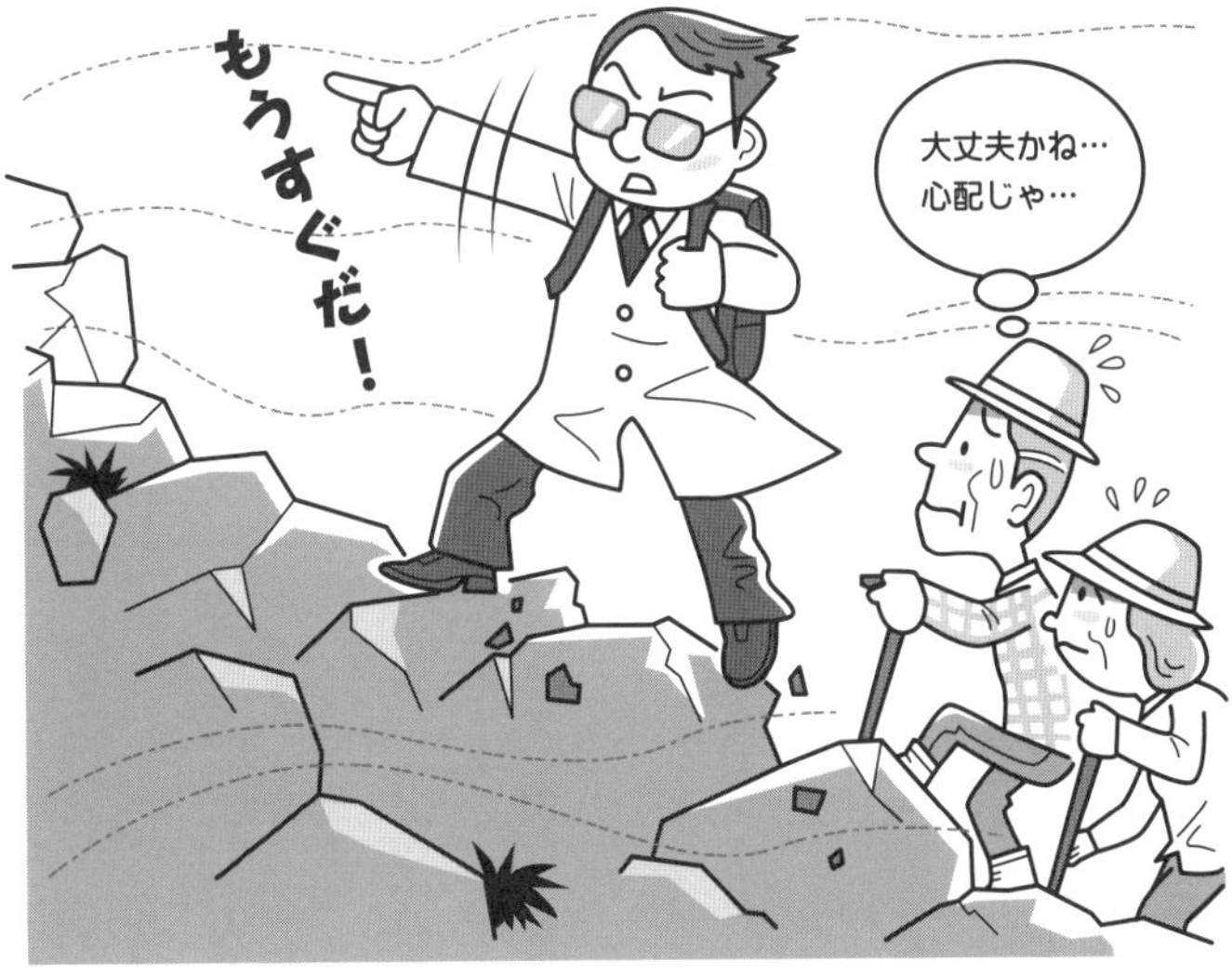

すよ。

私の患者さんに、整形外科で働く看護師さんがおりますが、やはりその方も腰痛の際に付けられるどんな病名でも、使用する注射や飲み薬、リハビリの方法が同じということに常々疑問を感じていたと言います。患者さんも、自分の置かれた状況をよく考えて、できたら「この治療は何のために行うのか。その結果どういう事になるのか」を医師に確かめてみてはいかがでしょうか？

痛み止めや牽引、電気でヘルニアや狭窄症が治るのかを尋ねれば、おそらくどの医師も治らないと言うはずです。

では何故注射や薬を出すのでしょうか。それは薬で一時的に痛みを止めておき、その間に症状が消えるのを待っているだけなのです。

その証拠に、何本注射を打っても何十回リハビリを行っても「どれくらい良くなったかMRIで確認しよう」という医師はあまりいないはずです。たまに何ヶ月かおきにMRI撮影をされたという患者さんもいるのですが、良い方へ変化したという報告はあまりなく「悪い方に変化していないのでこれ以上悪化しないようにしましょう」と言われるのが関の山なのです。

「体の壊れ方」を診る理学整体

理学整体では、体の異常を「体が壊れている」という言い方をします。聞き慣れない患者さんの中には「体が壊れている」という言葉に戸惑われる方がおられますが、治療院に来て施術前に撮影したご自分の体の写真を見ていただくと、「なるほど、私の体は壊れているな」と納得していただけます。

特に運動系に関して言えば、体が正常な状態にあれば、すべての筋肉のバランスがとれて、自然に体をひねったり、腕を上下に動かしたり、あるいは歩いたり座ったりすることができます。

ところがもし、正常に筋肉が伸び縮みすることができないと、運動機能にさまざまな障害が出てきます。たとえば、関節の動きに異常が出たり、可動制限が生じたりしますから、歩けない、真っ直ぐに立てない、正座ができないなどの動きの異常が出てきます。それと同時に、常にどちらかの肩が下がっているとか、前かがみになるなど体の形（姿勢）にも異常が現れます。

つまり体を支えている筋肉に異常が現れると、形（姿勢）の異常や動きの異常といった現象をもたらします。これを理学整体では「体が壊れる」と言っています。

形の異常や動きの異常というのは体が壊れた結果として起こるのです。どのようにして体が壊れたのかを観察し、その壊れ方にアプローチしていくのが理学整体の考え方です。

姿勢が悪いと病気になるとか、体の異常や症状は姿勢が悪いことが原因だとする話をよく耳にしますが、これはまったくの間違いで本末転倒と言えます。

例えば、ある人が内臓に異常があり顔色が

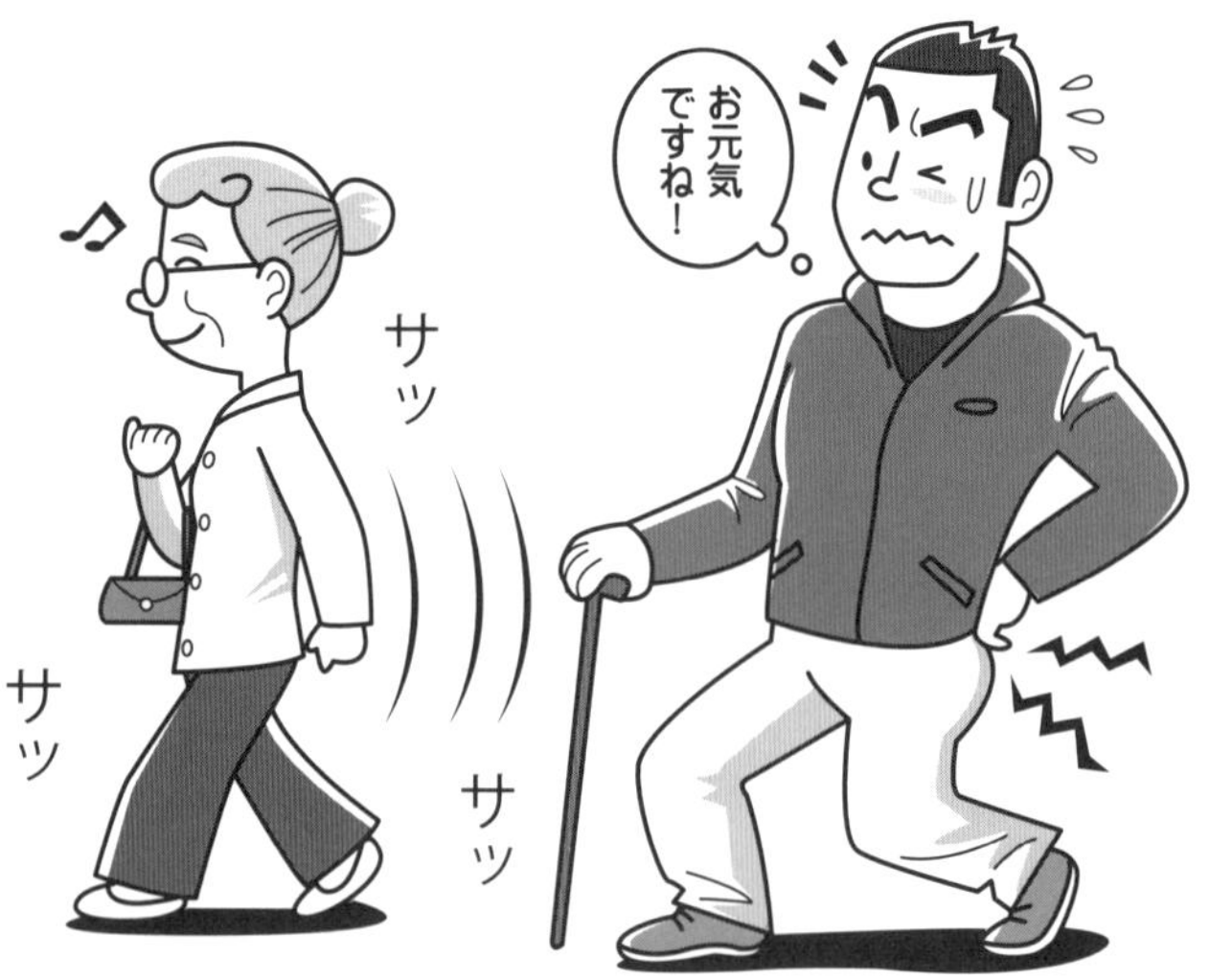

悪い時に、顔色が悪いから病気になったとは言わないでしょう。この場合は、顔色が悪くなるほどに、どこか内臓に異常があるのではないかと判断するはずです。

つまり、内臓の異常が原因で、顔色は結果なのです。

姿勢に置き換えると、姿勢が悪いから足腰が痛くなるのではなく、体の異常が結果として姿勢の異常や様々な症状となって現れるということなのです。ただし、後に詳しく述べますが筋肉、運動系の異常が姿勢に現れると「体性内臓反射」として内臓器に影響することがあるのです。

いずれにしても、ヘルニアやすべり症あるいは狭窄症といった病名や症状に捉われず、生体を立体的に観察し、形や動きに異常（壊れ方）があれば、本来の正しい姿勢に戻してやらなければ、運動系にせよ内臓器系にせよ病や症状は改善しません。それどころか、壊れた体を使い続ければ今、症状がないとしても重篤化する恐れがあるのです。

自律系と運動系の相関関係の怖さと凄さ

全身の筋肉による形や動きの壊れ方（体の壊れ方・異常）を正常にすれば、痛みはもちろん、ほとんどの症状は解消できます。前述したように内臓にも良い影響を与えます。なぜかと言いますと、人間の体というのは手足や内臓などがそれぞれ独立して機能しているわけではなく、すべての組織や器官の機能・働きは互いに密接な連携を取っているからです。

理学整体ではこれを「末梢体幹反射」あるいは「体幹末梢反射」と言っていますが、自律系（内臓器）の異常は「内臓体性反射」として自律神経を介して脊髄に伝わり、運動神経を介して骨格筋の収縮を起こし、体幹（胴体）を歪め、それが運動系における末梢（手足）の形や動きの異常となって現れます。

このように体幹の異常が末梢（手足）の異常となって現れることを「体幹末梢反射」と言っています。逆に手足（末梢）の状態を診ることで、体幹（胴体）の異常を知ることもできるのです。末梢（手足）の異常を整えれば体幹も正常になり、筋肉、関節、神経、血管、内臓器が正常になります。これが「末梢体幹反射」です。

体幹が歪めば、胴体内に収まる内臓やすべての器官が「体性内臓反射」として本来あるべき正しい位置、正しい形を崩してしまい、正しく働くことができず、内科的に悪影響を及ぼします。これが逆に内臓に異常をきたし、体幹を歪め、末梢（手・足）の異常となって現れる事を「内臓体性反射」といいます。

この考えは、私が平成6年3月に理学整体学会を創設した際に、その根本的な理論として発表し、研修会においてその考えを普及させているわけですが、平成18年12月12日付けの読売新聞・朝刊（34頁参照）でも、この理論を裏付ける発表がなされました。

これは英国のロンドン大学等が1978年〜2005年にかけての身長の変化を追跡調査し、縮み幅と死因、死亡率、疾病別の罹患割合を研究したもので『1978年〜80年に、身長や生活習慣病、疾病の有無などをチェックした40〜59歳の男性4213人。年齢が60〜79歳になった20年後にも同様の項目を調べた上で、その健康状態をさらに2005年まで追跡した。

04年までに確認された死者計760人について「3センチ以上」「1センチ以下」といった具合に身長の縮み具合でグループ分けして、それぞれの死亡率を分析したところ、3センチ以上縮んだ人は、1センチ以下だった人に比べ、がん以外の疾患、呼吸器疾患などで亡くなる割合が64％も高かった』と書かれており、『身長の縮みと死亡率との具体的な因果関係については明らかにされていない』が、何らかの関連性があることが統計で明らかになっています。また、文中で『身長の低下は骨密度に関係する』とありますが、第2章に登場している体験報告の皆さんの写真を見てもわかる通り、姿勢によっても身長はかなり変化します。

内臓器と姿勢との関連はこうしたことから分かる通り、治療で壊れた体を整えるということは単に手足の長さや体のねじれ、傾きを整えたり、可動制限や痛み、痺れなど自覚的な症状を取り除くということだけではなく、背すじを伸ばすということは、体幹（内臓器）の不

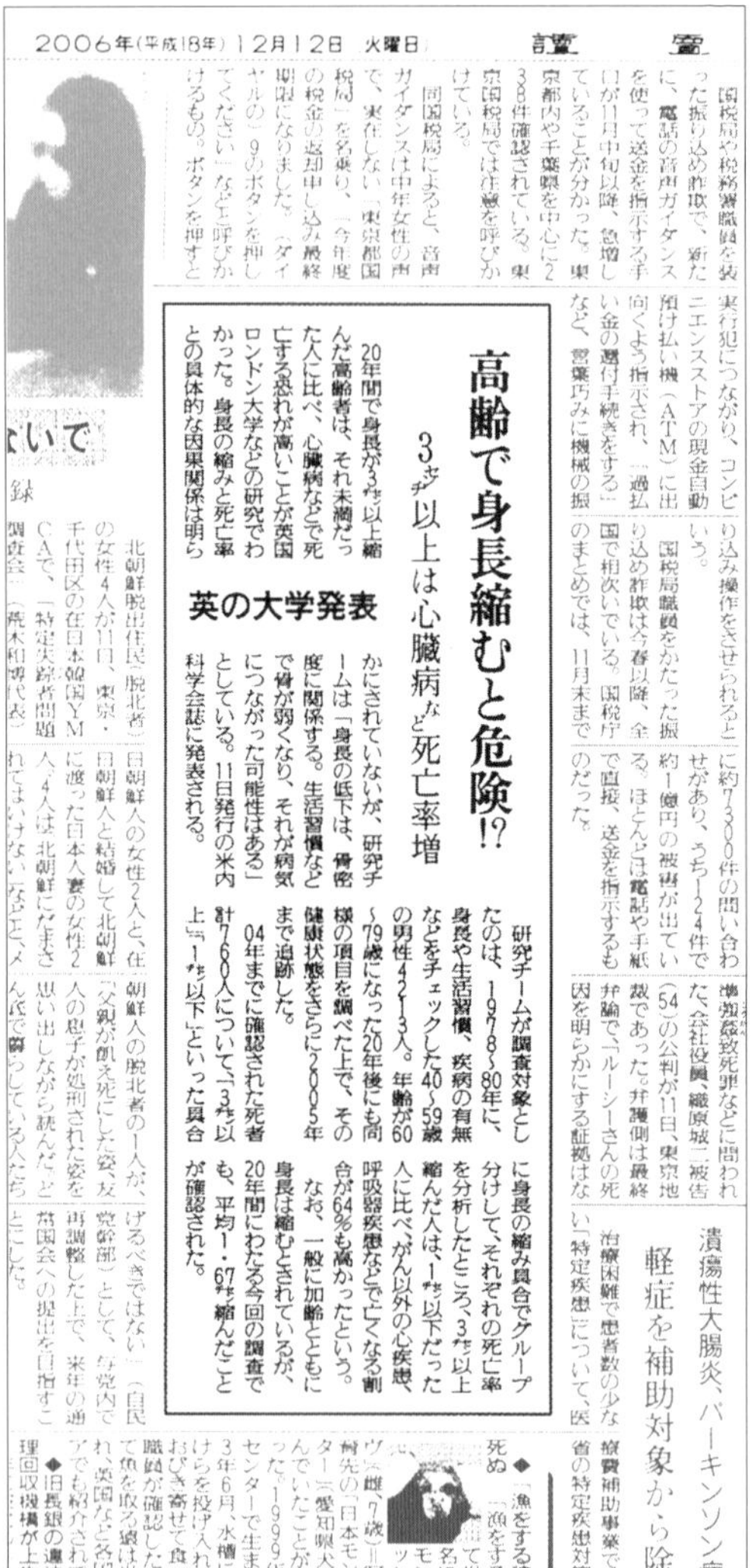

2006年（平成18年）12月12日　火曜日

高齢で身長縮むと危険!?

3センチ以上は心臓病など死亡率増

英の大学発表

20年間で身長が3センチ以上縮んだ高齢者は、それ未満だった人に比べ、心臓病などで死亡する恐れが高いことが英国ロンドン大学などの研究でわかった。身長の縮みと死亡率との具体的な因果関係は明らかにされていないが、研究チームは「身長の低下は、骨密度に関係する。生活習慣などで骨が弱くなり、それが病気につながった可能性はある」としている。11日発行の米内科学会誌に発表される。

研究チームが調査対象としたのは、1978～80年に、身長や生活習慣、疾病の有無などをチェックした40～59歳の男性4213人。年齢が60～79歳になった20年後にも同様の項目を調べた上で、その健康状態をさらに2005年まで追跡した。

04年までに確認された死者計760人について、「3センチ以上」「1センチ以下」といった具合に身長の縮み具合でグループ分けして、それぞれの死亡率を分析したところ、3センチ以上縮んだ人は、1センチ以下だった人に比べ、がん以外の心疾患、呼吸器疾患などで亡くなる割合が64%も高かったという。

なお、一般に加齢とともに身長は縮むとされているが、20年間にわたる今回の調査でも、平均1・67センチ縮んだことが確認された。

平成18年12月12日付けの読売新聞（朝刊）

具合も改善され、寿命という生命の根源に関するすべての健康というものに貢献することを意味するのです。

姿勢とは〝姿〟の〝勢い〟を現す

姿勢は体の形です。と同時にこの姿勢は姿の勢いと書くようにその人の健康度を形として現しています。理学整体は体の壊れ方を見ますが、その見方の一つの尺度に姿勢というものがあります。

健康院にこられた患者さんには、施術の前にまず後ろ姿と横からの姿の写真を撮らせていただきます。写真はすぐにモニターで大きく映すことができます。何枚かのポーズによって、患者さんの座位、立位、挙手などの姿勢にどのような異常があるかが分かります。

体の壊れている方は、やはり姿勢に勢いがなく、ときには前かがみ、ときには傾きねじれになり、体の壊れた状態が如実に映像として見ることができます。姿勢というのは理学整体にとってその人の体の壊れ方を理解するうえで非常に大切な資料ともなるものです。

皆さんも病院に行って、

「姿勢が悪いから背骨も曲がって腰が痛くなるんですよ」

「姿勢に気を付けなさい」

などと言われた経験があるのではないですか。

他にも親や学校の教師、あるいは周りの人から一生に一度は指摘された経験があると思います。テレビなどでも、多くの医師がさも「姿勢が悪いから病気になる」かの如く話しているのもよく耳にします。でも、こうして姿勢を無理やり矯正することは本当によいことなのでしょうか。

実は皆さんも分かっているでしょうが、長時間立っていたり、あるいは座っていたりする時に楽な姿勢というものがあります。それは筋肉に負担をかけない姿勢でもあるのですが、体のバランスが取れている人は自然に正しい姿勢を取ります。ところがいつも同じ足を組んだり、同じ足で休めの形になったり、あるいは気がつくと肘掛に同じ腕を乗せて傾いているという人も多くいます。

床に座るときに横座りする方向が決まっている。ハンドバックを掛ける肩がどちらかいつも同じ。靴底の減り方が左右で違う。こうしたことも姿勢の歪みを表している一つの目安になります。

こうした姿勢の歪みを、先ほども言いましたが無理に矯正するのは、本当に正しいことか私は疑問に思っています。なぜなら椅子に座っている時に同じ側の足を上に組むのは、体がそのほうが楽だと感じているからです。

つい同じ側の肩にバッグの紐をかけるのは、そのほうが動くのに安定感があるからで、これも体の歪みが現れている目安になるからです。

姿勢が悪いという目に見えることだけを捉えて直そうとするのは、私に言わせれば、体の壊れ方を無視したやり方なのです。例えば、腰が曲がって姿勢が悪いという場合、腰が痛くて伸ばせない人に伸ばせというのはどうなのでしょうか。腰が伸ばせないのは、腹筋と背筋の本来の働きが正常にできなくなったからなのです。それを治さずにただ姿勢を伸ばせというのは、無理な注文と言わざるをえません。

体験報告の中でも、私から、

「辛かったら、無理に姿勢を正そうとしなくてもいい。楽な姿勢でいなさい」

そう言われて精神的に非常に楽になった患者さんがいました。

体が傾いている人は、やりたくて姿勢を崩しているのではなくて、その時のその姿勢が、一番体に無理がなく楽だから自然にそうしているわけです。ですから、形だけに捉われて無理にこれを直そうとするのではなく、体が歪んでしまう原因をまず見つけて、この原因を消去することが大事なのです。この原因が改善されれば、自然に楽な姿勢が正しい姿勢ということになります。

ということからすれば、これまで他の治療所や整形外科医の多くは患者さんに、肉体的、精神的な負担を強いてきたとも言えます。それと同時に常に姿勢をチェックすることにより、その人の健康度、体の異常を知ることができるのです。

理学整体は「無痛療法」です

後章に登場していただく体験報告の皆さんは、理学整体の施術が考えていた以上に無痛だったことに驚いたと口々に証言してくださいました。

痛い施術が、あたかも体に効果的だという誤解を持つ方がたくさんいらっしゃいます。

痛みを感じているときの筋肉は、防御反応でギュッと収縮しています。筋肉の中には細い血管が多数通っていますから、筋肉が硬く収縮することによって血管が圧迫され細くなって血流が悪くなるのは当然のことです。

患部を叩いたり、揉んだりしてもよい結果が得られません。むしろ新たな痛みを加えることになりかねないのです。それよりも血流が悪くなっている原因である筋肉の防御反応を解いてやれば、自然に血流がよくなり筋肉自体が活性化します。収縮して硬くなった筋肉は弾力を取り戻して関節に柔軟性を与えます。その結果、運動機能が向上し、痛みも改善するのです。

理学整体での「体の壊れ方」は、実はそれほど複雑ではありません。

・筋肉では収縮か弛緩

・神経では機能亢進か機能低下

・血管では拡張か収縮で、それが血流につながります。

筋肉は神経と血管の支配を受けていますが、筋肉の伸縮異常は当然、神経障害、血行障害となって現れます。

理学整体では、無痛の刺激ですから筋肉は防衛反応を起しません。無痛の刺激で筋肉の伸縮を整え、生体の姿勢（形）や動きを本来の状態に戻すことができますから、神経障害や血行障害を改善できるわけです。

確かに肩や腰を刺激のある強い力で叩いたり、ゴリゴリしたりすると気持ちがいい。気持ちがいいのは効いているからではないか、と考える方が多いと思います。

これが、大きなまちがいなのです。よく例に出すのですが、糖尿病の人は甘い物を欲しがります。体が欲しがるからといって甘い物をたくさん食べさせても体にいいのでしょうか？

この例からも、体が欲求することが必ずしも体に良いとは限らないと誰でも分かることです。「体に良いもの」と「美味しいもの」が違うように、治療も気持ちがいいからといって、体に良いとは限らないのです。

同じように、マッサージを軽く受けて楽になる人でも、次第にもみほぐしを強くしてもらわないと楽にならなくなる人が多いのです。

薬でいえば、次第に強い薬を投与しなければ効果が持続しなくなり、状態は悪化するため常習化してしまう麻酔の様な危険な治療行為だと言うことが分かって頂けると思います。このようにして、知らず知らずのうち体は壊されて行くのです。

私の健康院に来院され、初回の施術を受けた方が、「これで治るのですか？」と不思議そうな顔をされます。

「もっと、ゴリゴリやって欲しい！」という気持ちが顔に出ているのがわかります。

健康院に来られる方のほとんどが、いくつもの治療所を渡り歩いてきた方々ですから、他の治療所と比較して刺激の軽さに驚かれるのです。

私自身も、鍼やマッサージの資格を持っておりますし、かつてこの世界に入りたての頃は、鍼やマッサージも行っておりました。確かにマッサージなどでは血行が良くなるため、施術が終われば、とても楽になったと喜ばれ感謝されます。ただし、この気分は一時的なものであり、筋肉のコリが治ったと言う事とは違い、数時間もすると、また元のように筋肉が硬くなってしまいます。一時的に血行を良くするならばお風呂に入るだけで十分です。

つまり、血行の悪い状態を根本的に改善するのではないと言うことです。まして、マッサージ器具や電動マッサージ椅子などで、その場で楽になったとしても、肩が凝らなくなったとは聞いたことがありません。

一時的に楽になるだけで、治ったと錯覚している方が多いのですが、これは根本を解決しない対症療法の見本のようなものです。

お金を払って体を悪くされても良いのですか？

結果が出なければゼロと同じ

これまで述べてきたように、整形外科や他の治療所での誤った考え方に基づく治療は、結局多くの腰痛難民を現出し、果ては痛くて動けない生活不能に陥る患者さんをつくりだす結果になっています。

このことは、私と無関係ではありません。

全国の腰痛難民と言われる多くの患者さんは、縁あって酒井健康院に来院され、私の施術を受けてくださるという構図ができているからです。

重篤な患者さんの話を聞くにつれ、「これは本質的に腰痛治療の考え方が違うのではないか。誤った考えに基づく治療が行われているのではないか」という結論に達しています。

痛み止め、ブロック注射、さらに手術ということになると、いくら優秀な技術を持った現代外科治療といっても危険を伴います。一度切ったりハッタリ、ボルトを打ったりしてしまってから、効果がないからといって元の状態に戻すことはできないからです。

人間の体は自動車のように部品交換ができるわけではありません。さらに言えば、手術をしたからといって再発の可能性がなくなるわけではなく、腰痛に陥るメカニズムが保存された状態でのその場しのぎでしかないのです。

他にも、従来の腰痛治療においての間違った常識は数多く存在します。

・診断と治療が合っているか？
・注射や薬で突出したヘルニアや狭くなった神経は本来の姿に戻るのか？
・神経が圧迫されているのになぜ血流を良くする薬を処方するのか？
・牽引することによってヘルニアや狭窄は元に戻るのか？
・ホットパックや電気治療器は血行を良くするためらしいが、診断では血行障害とは言われていない。
・筋肉が弱ったから腰痛やヘルニア、狭窄になるのか？

等々、これらを医師や学者の手で改めて検証し、論理的に証明するべきだと思います。

もちろん、私も含めて理論構築をすることも大切ではありますが、結果がキチンと伴うものでなければ意味がありません。

どんなに立派な医療設備を整え、それを扱う先生がどんなに優秀な技術を持っていても、患者さんに結果を提供できなければ、それは画餅と同じ、いや、それよりも結果的には肉体的にも精神的にも患者さんに苦痛を与えてしまう事になるでしょう。

私は、「結果を出す」ためキチンと理論を構築し、実践し、結果を客観的に証明してきました。

腰痛で来院された患者さんの80％が、体の形と動きを正常に戻した結果、ほとんどの苦痛から解放されたという事実を知ってください。

痛みや痺れといった症状は、客観性に乏しいのでそれにかわる目に見える形での改善データ、つまり可視化が今こそ求められているのです。理学整体では、壊れた体を筋肉の伸縮を調整することによって、体の形（姿勢）や動きの正常化で結果を証明することができるのです。

口先だけで治療するのではなく、また施術者や医師が自己満足に陥ることなく、従来の慣習に囚われることなく、本質を見極め、患者さんの体の改善を第一の目的とすることこそ真の治療と言えるのではないでしょうか？

第2章

私はこうして腰痛から解放された

手術は完璧／痛みは変わらずの悲しい現実

この章では、理学整体で施術を行った患者さんの中から、ご本人の了解を得て体験報告をしていただいたものです。健康に関することですからお名前を遠慮される方は仮名にしていただきましたが、すべて実際の体験です。ほとんどの方々が来院される前に整形外科を受診されています。椎間板ヘルニア、脊柱管狭窄症、すべり症、側弯症などとよく耳にする病名と診断されており、治療法は皆さん同じメニューで効果が見られなかったようです。

ここで特に注目するのは外科手術をされた方の報告で、手術は完璧なのに目的とする痛みの改善ができていないという悲しい現実です。手術がいくら完璧でも目的が達成されなければ、手術そのものが不要だったということになります。なぜ、そうした事態になるのか、私たち治療師も含めて医療に携わる者がもっと患者さんの身になって勉強し合うことが必要だと思います。

まず手術ありき！　これでは痛みの本質は分かりません。手術を宣告された患者さんも、その前に自分の体がどのように壊れているのか理学整体で知ることをお勧めします。

体験談❶

「立てた！」思わず大声で泣いた

兵庫県　加藤清子（仮名）60歳

【病歴】

平成15年頃　腰痛が出始める。

平成17年　ハワイ旅行の帰りに腰痛となり、整形外科で牽引をしたところ激痛で動けなくなり、直後、車椅子で院内移動、オムツ生活を余儀なくされる。娘が借りた本で酒井健康院を知り初診。初回で立つことができ感激。施術をする度に改善される。

現　在　普通に生活でき仕事上、重い荷物を持って各地に出かける生活をしている。

1回の牽引で激痛により立てなくなる

疲れると腰の調子が悪くなったのは、6年半くらい前の平成15年頃のことです。私のところは昔から年末に、おせち料理をたくさんつくっていたんです。それこそ立ちっぱなしで2日くらい徹夜で台所にいたものですが、この頃から立っていることが辛くなりました。

それでも主人や子どもたち、お客さんも楽しみにしてくれていました。

「腰が悪くてもおせちはつくってちょうだい」

「それでも、おせちつくったら動けなくなるよ」

そんなやり取りをしつつ、年越しを過ごしたため、正月は疲れ果てて、寝て過ごす羽目になってしまいました。ですので、それから2年間はおせち料理を作ることができず、味気ない正月を過ごしていました。知り合いの葬式のお取持ちに行っても、立ち通しなのでやはり腰の調子が悪くなることがありました。その都度、お医者さんに行って何とか症状が治まっていましたので、そのままごまかしながら生活をしていました。

一度整形外科に行ってMRIを撮りましたが、「すべり症」と言われて治療は電気をかけるくらいで、まあ普通にやっていたのです。

数年してハワイ旅行に行くことになりました。その頃も医者に通っており旅行が不安でしたので聞いたところ、

「大丈夫でしょう。行ってもいいですよ」

と言われました。

ハワイに行きまして、向こうでは何事もなく過ごしました。しかし帰路時に、心配していたように腰が痛くなりました。何とか帰宅して、翌日近所の整形外科に行き、ウオーターベッドに乗った後、腰の牽引をされました。

そうしましたら、病院に行くときは歩いて行ったのですが、帰るときになってベッドから降りることもできないほど激痛に襲われました。

「先生、動けません」

と言いましたら、看護師さんに、

「牽引したら余計ひどくなっちゃったの？」

と笑われて悔しい思いをしたことをよく覚えています。

とにかく痛くて身動きができません。幸い妹が付き添いでいましたので、病院の車椅子を借りてきてもらって、帰り道は車椅子に乗ってやっとの思いで帰りました。たった1回の牽

引で介護老人のような状態まで悪化してしまったのです。

■屈辱的なオムツ生活を余儀なくさせられる

整形の医師からは飲み薬、貼り薬、座薬をたくさんもらってきていました。以前私は病院で働いたことがありますので、貼り薬がどのくらい効果があるか大体分かっています。それが分かっていても、痛いのに我慢ができずそれこそ何回も短時間に貼り替えてもらいましたし、座薬も3~4時間おきでないと効かないのが分かっていても、ちょっと時間が経つと痛みに耐えられず使いました。おかげで、3、4日分の薬の分量がすぐになくなるくらい、頻繁に使ってしまいました。

薬がなくなると病院に電話をして、

「痛くて仕方がないので薬をください」

とお願いすると、

「加藤さん。痛い盛りは薬が効きませんからね」

と言われてしまう始末。

しかたなく主人に頼んで薬局に行ってもらい、ありとあらゆる痛み止め、貼り薬を買ってきてもらい、頻繁に貼り替えました。とにかく貼っているときは痛みが治まるという期待ばかりが先行していたのです。

そんな状態でしたので、日常生活はおろかトイレに行く際も立って歩くどころか這うことさえできないため、背中で床をずって移動していましたが、次第にそれさえもできなくなってしまったのです。

それからは、80歳の母親に身の回りの世話をしてもらう事になったのですが、少しでも母親の手を煩わせない為もあり、仕方なく紙オムツを使用することになりました。オムツ生活なんて本当に耐えられない、絶対にいやなことでしたが、それをせざるを得ないほどの激痛だったことを分かっていただけると思います。主人は、当時まだ勤めておりましたので、朝おにぎりを２つ握ってくれ、吸い飲みにお茶を入れて

「たくさん食べさせると下の世話が大変だから…」

と母親に言って会社に出かけるのが日課になっていました。とにかく少し体を動かすだけで痛みが走り、横向きに寝ることもできず、唯一仰向けになっているため、水分を摂ることも不自由です。ストローも使えず、ただ吸飲みだけが唯一上を向いて水やお茶を飲むことが

できるものでした。

あるとき吸飲みで水を飲んでいたら涙が出てきまして、

「この吸飲みを発明してくれた人に、本当にありがとうとお礼を言いたい」

そんなことまで考えてしまいました。

■本を読んで「必ず治る」と確信

ひどいときは右半身、腰から足の指先まで痛みが走っていましたので、

「私はきっとガンに冒されているに違いない。ガン細胞が暴れているんだ！」

そう思うようになりました。そんなことを考えていると3日間ほどは眠ることさえできません。4日目にはそれでもウトウト眠くなりますので、

「どうかこのまま目が覚めないで欲しい。朝など来ないほうがいい、来てもらいたくない！」

そう切実に思いました。

あるとき、主人が子どもと母親を集めまして、

「A総合病院では毎週水曜日に有名な先生が来るので、この先生に診てもらえば手術もやっ

てもらえる。連れて行こうと思う」

と言いました。聞いていた私は手術のことよりも、病院に行ってストレッチャーにポンと乗せられるときの激痛が恐怖で、病院には行きたくない、もう死んだほうがましだと思ったのです。

家族会議で決定したA病院に行く一週間前に娘が、

「友人が貸してくれた腰痛の本があるから、母さん読んでおいて」

といって1冊の本を枕元に置いていきました。

私は自分がガンだと思っていましたから、そんな本を読んでも仕方がないと思い、また読む気力もありませんので、そのまま枕元に放置しておりました。

日曜日になって、どこか出かけたのか誰も枕元に来てくれません。少し気分的に退屈になって、

「そういえば…」

と枕元に手を伸ばしたときに触った本を広げて目を通してみました。

それが、酒井先生の本『整形外科で治せない腰痛、ヘルニアを治す！』だったのです。そこには私と同じような症状の人の体験談がたくさん載っていて、

「自分もその通り！」

と何度もうなずきながら一気に読み通しました。

「そうだ！　私は必ず治る！」

本を読み終わって一気に希望の光がさしたのです。嬉しくて、まだ、酒井健康院に受診していないにもかかわらず、「私治ったのよ！」と友人にメールを送ったりもしました。

そのくらい、本のインパクトは凄かったのです。

「母さんを酒井健康院に連れて行って！」

まるで私は酒井健康院に行けば治るとの確信から、痛いにもかかわらずニコニコして、月、火、水曜日を過ごし、木曜日、主人が背中におぶって車に乗せてくれ、車の中では横になって酒井健康院を目指しました。どこをどう通ったのかも分からず、動く度に激痛が走るのだけれど、治るという希望が気持ちを明るくさせていました。

健康院では普通施術前に写真を撮るのですが、私は激痛のため立つこともできず、治療前の写真は1枚も撮ることができませんでした。

■大勢の患者さんの前でワーッと泣いた

初回の施術前、

「私は特別な症状だから、いくら無痛といっても施術は痛いのだろうな。どのくらい痛いのかな」

そんなことを思って施術を受けました。

ところが全然痛くなかったのです。それどころかわけの分からないことをされて、それも本当に短い時間で、これで本当によくなるんだろうか？　そう思いました。

「はい、加藤さん終わったよ。立ってごらん」

と先生がそう言います。そんなこと言ったって、私が絶対立てるわけがない。そう思ってじっとしていましたら、

「立てるから、立ってごらん」

と再び先生がそう言います。

そこで恐る恐る立ってみたら、

「立てる!!」

自分が立っていることに気がつき、周りにたくさん患者さんがいたけれど、そんなことは関係なく、

「ワーッ」

と思い切り大声で泣きました。

「それじゃ歩いてごらん」

と先生が言うのです。側に女性のスタッフの方が2名来てくださいました。

歩くって、それはさすがに絶対ダメと思いました。大体どうやって歩くのかも忘れてしまっていた私でした。

「どちらの足から出せばいいですか?」

「どちらからでもいいですよ」

と女性のスタッフさん。

私は試しに右足を出してみました。驚いた

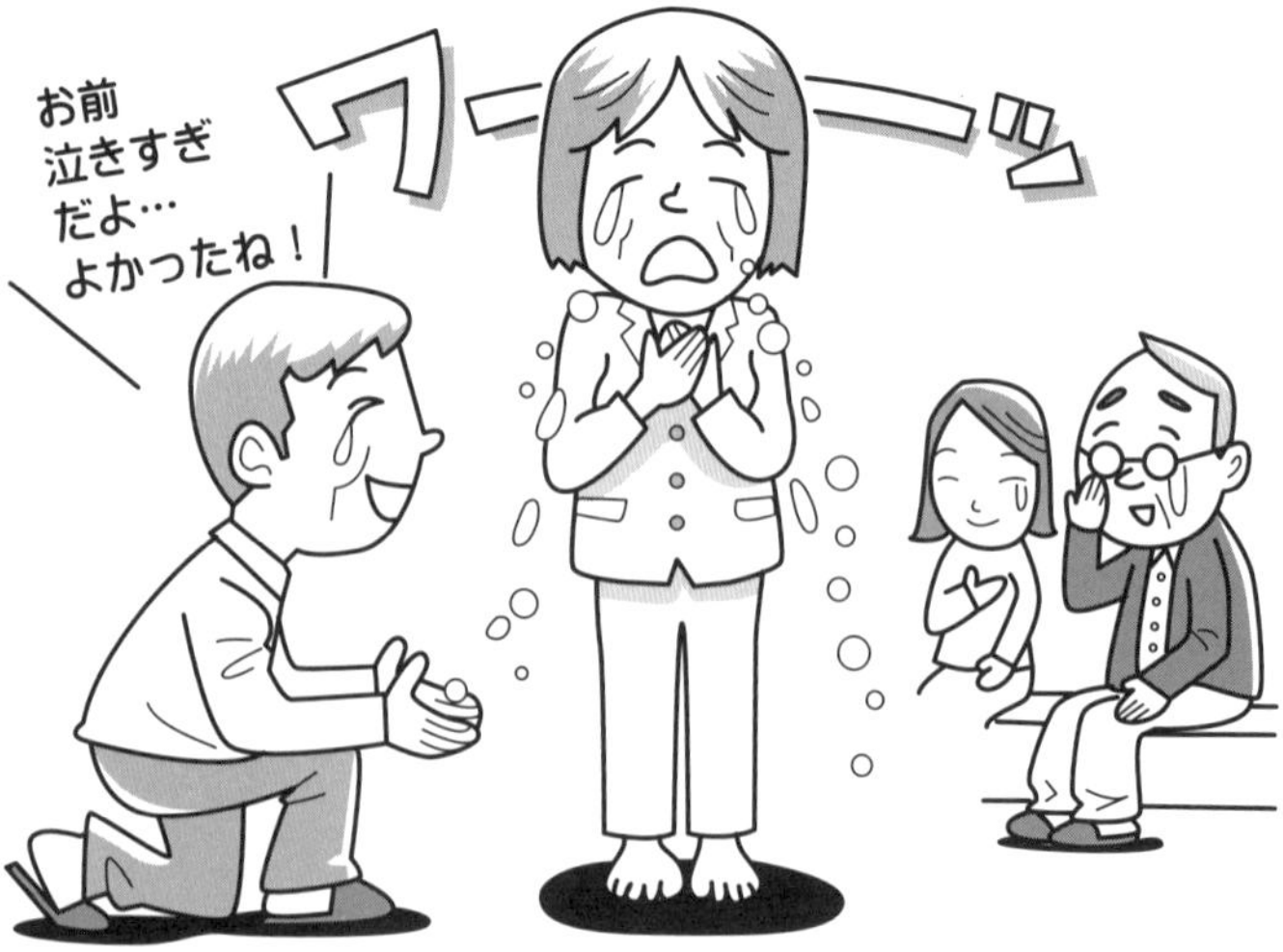

ことに右足が出ました。

「ワーッ」

また大泣きです。このときのことは、今考えても感動というようなものでは言い足りないものでした。

■スリッパでパタパタ歩く自分に気がつく

１回目の施術が終わって、２回目を受けるまでに２階の休憩室で休むことになりました。女性のスタッフの方が付き添ってくださってエレベータで２階に上がります。このとき、スタッフの方が、

「大丈夫、早く治りますよ」

と言ってくださいました。

私は、この言葉でどんなに勇気づけられたか分かりません。この言葉がなかったら治るという気にまだなれなかったかもしれません。今でもこの言葉を思い出すとその時の気持ちが忘れられず、涙が出てくるのです。

3日目、休憩時に自分で足を引きずりながら歩いていると、

「えっ、あのときの人？　若いのに動けなくて可哀想にと思っていたのに。どうしてそんなに良くなれたんですか」

と他の患者さんがびっくりするほど回復しました。

それからも1回ごとに足が上がるようになる、履けないと思っていたスリッパを自分ではいて歩いている、次はスリッパでパタパタ音をさせて歩いている、そんな自分に気がついて自分ながらにびっくりし、よくなっていることを実感しました。

あるとき、スタッフの方から、

「加藤さん、今段差を飛び降りましたよ」

そんなことが自然にできるようになっていきました。

後で聞いた話ですが、私の家族はA総合病院に私を連れていくことを決定した当時、私の状態はたとえ手術をしても元の通りには回復しないだろうと覚悟していたそうです。

病は時が解決するという言葉がありますが、私の場合は絶対そんなことはありません。時ではなく酒井先生の治療技術があればこそなのです。

3週間後には自分で車を飛ばして健康院に通えるようになりました。現在は全く普通の生

活をしています。この2年足らずの間に大勢の人に酒井先生のすごさを話しました。たくさんの方が酒井健康院に行き、良くなった方も一杯いて感謝されることも多いです。私の場合、酒井先生の本が絶望していた私を救ってくれたと思っています。私にとってはバイブルです。

自分が感動した御礼として、同じように困っている人には是非酒井先生の本を読んでもらいたい。そんな思いで今回新たに出版する本に体験者の一人として協力させていただきました。私のように、この本に出会え、一人でも多くの方々が、酒井先生によって救われることを期待し願っています。

<後立位>　<後座位>

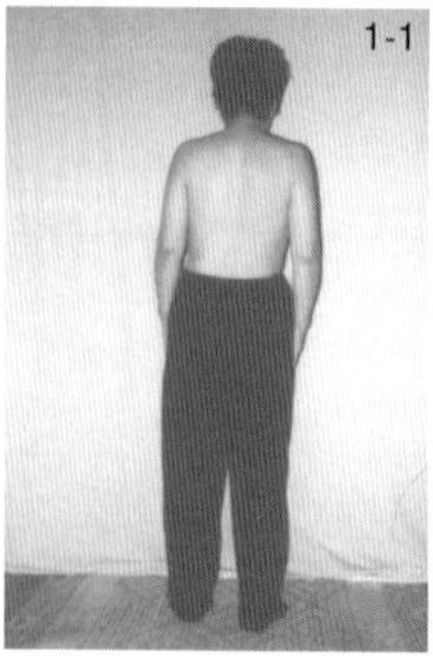

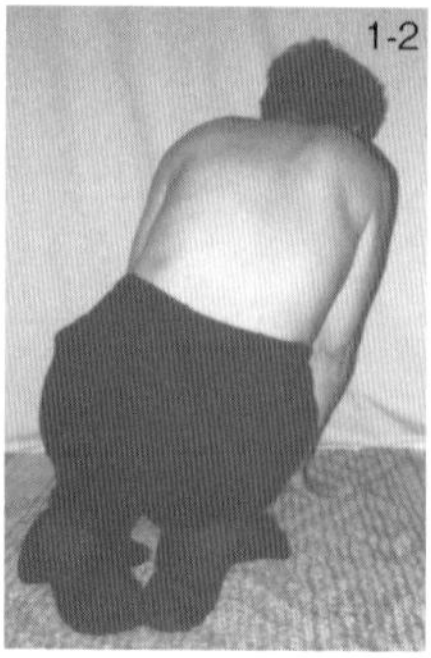

2 回治療前

【1-1】

本文にもある通り、初回は立つことも座ることもできなかったため、写真も一切撮れず2 回目の治療前にようやく撮影したのがこの写真です。立てるだけ良くなっているのですが、両足は揃わず、体が傾いているのがわかります。


【1-2】

正座をしてもらったのですが、写真の姿勢がやっとの状態です。左下肢には体重が全く乗せられず、両手で支えて体の安定を図っています。

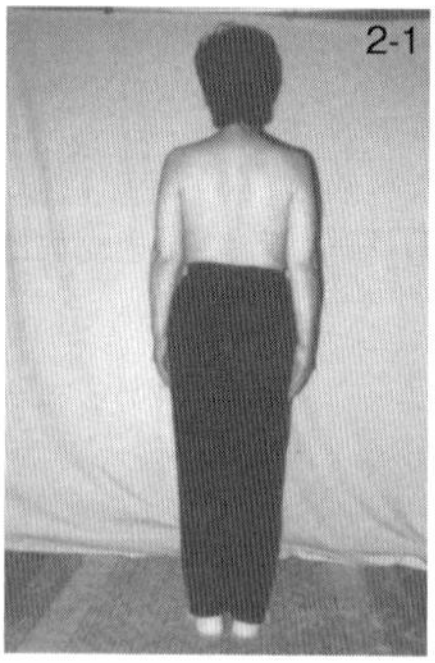

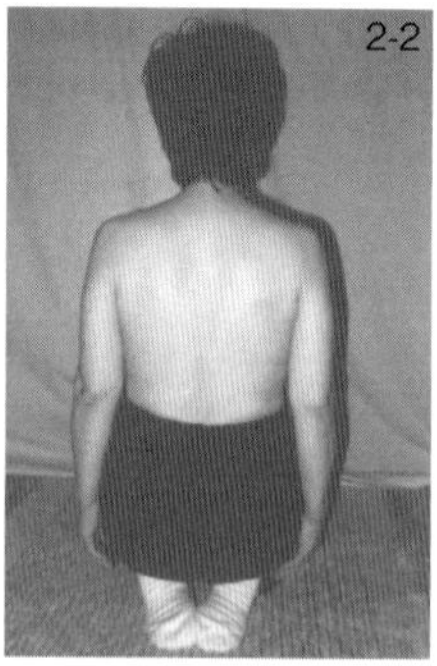

16 回治療後

【2-1】

キチンと両足が揃い、安定感のある立ち方となっています。ただ両肩の高さは揃っておらず、両手の位置の前後差とともに傾きとねじれが確認できます。


【2-2】

左下肢にも体重が乗り重心が安定していますが、背骨の位置を確認すると腰部から骨盤にかけて左へ大きくねじれているため、右腰部の膨隆と背骨が左に曲がっているのがわかります。

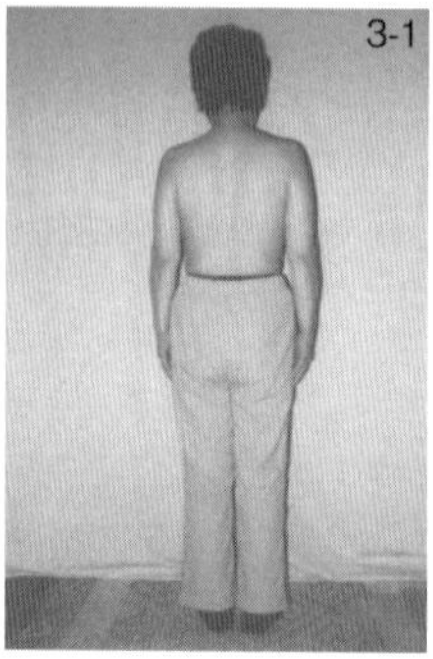

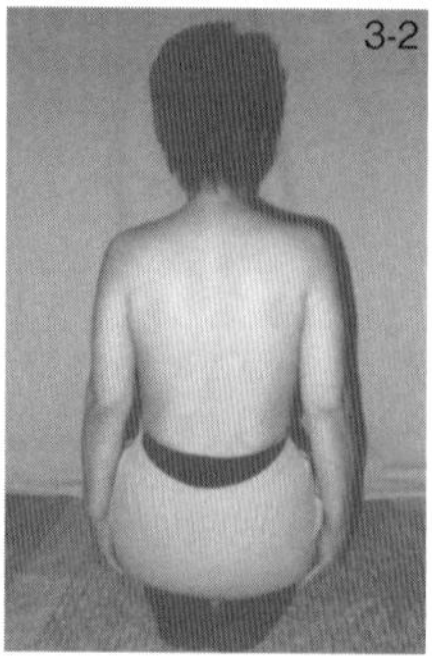

61 回治療後

【3-1】

両肩、両手の位置も揃い、腰も伸びて自然と「気をつけ」の格好になっているのがわかります。


【3-2】

腰部の背骨の位置が中心になり、左右のボディラインが合わせ鏡のように揃っています。また、背骨の溝がハッキリとくぼんでおり、腰がシャンと伸びているのがわかります。

【先生からのコメント】

助けを求めた病院で地獄に突き落とされるような、オムツをしての十数日間。肉体的にも精神的にもその苦しみは、我々の想像を絶するものだったのでしょう。

現在の苦痛、先への不安、それもたった一回の牽引での事ですから、この腰痛がガンなどの他の原因で発生したのではないかと疑い、痛みとその不安の毎日だったのではと思われます。

（一回の牽引で動けなくなったのに、それを見て看護師さんが笑った）という一文を読まれてどう思われますか？　よく考えてみてください。看護師さんといえども、あり得ないことが起きたら、のんきに笑ってはいられないハズです。つまり、整形外科では牽引で悪くなることはめずらしくないことなのです。

また、加藤さんの場合牽引の悪い結果が顕著に出た訳ですが、知らず知らずのうちに壊されていることを皆さんも知っておいてください。牽引も長く続けた人は、治りが悪いという例が多くあるのです。

体験談❷

病院から見放され一時は自殺も考えた

栃木県　友田芳樹（仮名）31歳

【病歴】

平成14年　仕事中右足に痺れ。帰宅後入浴中に右足全体に広がる。接骨院で治療するがよくならず。

大学病院で入院中、3回のブロック注射で、**歩行困難となり車椅子**になる。「現代医学では治せない」と言われる。

平成15年　酒井健康院初診。1ヶ月後に少し動ける。2ヶ月後には痛みが少し薄らぎ、歩けるようになる。以後徐々に回復。

現　在　普通に生活でき、電気工事の仕事をしている。

3回のブロック注射で車椅子生活になる

家業が家庭電気の内線工事をする仕事で、父親と一緒に毎日電気工事をしていました。仕事は電線の束を担いで運ぶことの多い重労働です。そうしたことの積み重ねがこの腰痛の原因になったのかもしれません。

今から7年前の24歳とき。仕事中に右足に電気が走ったように痺れがきました。でもそのときはそれで治まったようなのでたいして気にもとめませんでした。仕事が終わって家に帰り風呂に入っていますと、痺れが足全体、ちょうど足首から太股の辺りまでひろがってきたのです。

これは大変だと思い近くの接骨院に行きました。そこでは電気治療と、私の背中の上に先生が乗って踵でマッサージをする荒業の施術をされました。1ヶ月ほど通いましたが良くはならず、むしろ悪化してきたので大学病院で診察してもらいました。

検査の結果は椎間板ヘルニアで、即入院になりました。治療はブロック注射で様子を見てみようということです。ところがブロック注射の1回目から痛みが増してきて、3回目のときは激痛で目の前が真っ赤になるほど。あまりの痛さに脂汗が出て、以来動くことができなくなり車椅子生活になってしまったのです。

寝ても痛くて仰向けになることができず、左脇を下にするとどうにか横になれます。約1ヶ月間は毎日1～2時間しか痛みのために眠ることができず、痛みをこらえるのに疲れてやっと眠るといった具合で、熱も連日38℃になりました。

医師に問い直しても、

「もう少し様子を見よう」

というばかりで、治療らしいことは何もしてくれません。挙句の果てには、

「君の体は現代医学では治すことができない。このまま一生痛みと付き合いながら生活しなければならないから、今の職種より負担の少ないものに転職するように…」

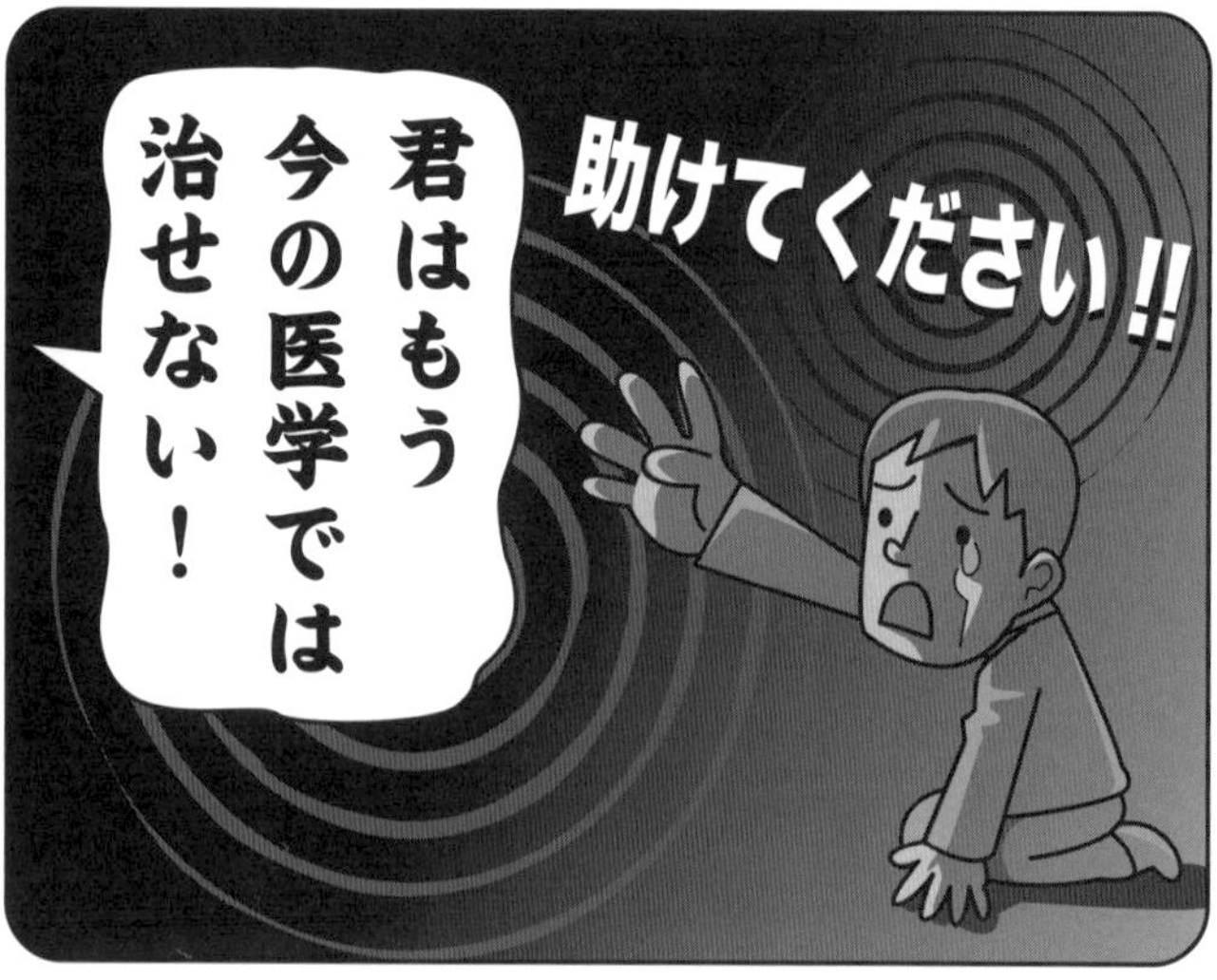
助けてください!!
君はもう今の医学では治せない！

と無責任なことを言います。

これはブロック注射の手許が狂った医療ミスではないかとも思いましたし、医師にまで見放された、一生動けない、痛みが解消されない、という思いから自殺をしよう！　とまで思いつめたこともありました。

■酒井先生なら治してくれるよ！

まだ大学病院に入院中でしたが、兄が酒井先生の本を見つけてきてくれて、

「ここに行ってみないか」

と言ってくれました。

私もそう決心して、病院には
「退院します」

と自ら伝えて無理やり退院をしました。ちょうど2ヶ月の入院でしたが、入院するときは歩いて退院は車椅子という悪くなるために治療を受けたような2ヶ月間になりました。

平成15年の2月に父母に連れられて、父親の運転で東京の健康院に行きました。初診では

もちろん仰向け、右横向きの姿勢が取れません。先生の施術も限られたことしかできなかったと思います。

それでも酒井先生は両親に、

「自分に預からしてください」

と言ってくれました。

初回の施術は私には変化は分かりませんでした。でも待合室の患者さんが、

「酒井先生なら治してくれるよ！」

と言ってくれたのと、それまで病院や治療所では先生がちょっと触っても痛かったのが、酒井先生が触っても全然痛くなかった。

「これは治るかもしれない」

と信用する気持ちになりました。

なにしろシャワーが体に当たるだけで痛みが出るような状態だったので、施術をされて痛くないというのはとても不思議だったのです。

数回は変化を感じませんでしたが、1ヶ月後くらい（毎週3回）で少しずつ動けるようになりました。ただ、仰向けの状態になったのは1年を過ぎてから、その後椅子にもたれるよ

うにしてうつ伏せになって施術を受けたのが1年以上になります。

それでも徐々に状態は改善して、2ヶ月後には痛みも少しずつ和らいで、少しですが立ったり歩くこともできる様になりました。

初診から2年間は親が車で送迎してくれました。自分で通えるようになったのは3年目からで高速バスを使って通院しました。

■いまは90%回復している

現在はまったく普通の生活をしています。歩くことはもちろんできますし父親と一緒に電気工事の仕事もしています。一番調子の悪いときを10とすると、現在は1程度でしょうか。

酒井健康院には通算100回は通っています。同じ頃に通っていた女性の方も私と同じくらいの回数ですが、恐らく一番多く通ったのではないかと思います。両親にはいろいろ迷惑をかけましたが、一度は現代医学に見放された体を酒井先生のお陰で何とか回復させることができました。

もし酒井先生に出会わなかったら、私はこの世にいなかったかもしれないと思うと感謝の気持ちで一杯です。まさにゴッドハンドですね。

今は健康院にほとんど通っておらず、今年になって（5月まで）1回行った程度で済んでいます。目下電気の管理をする業務の資格を取る試験を受けている最中です。この資格を取ると電気配線などに支障がないかを管理・点検する業務に就くことができ、体にとっては比較的楽な仕事になるので、将来にわたって安心して続けられると思っています。

【先生からのコメント】

かわいそうに、大変な経験をしたね…。自殺を考えたということですが、友田くんだけでなく当院の患者さんへのアンケートでは5人に一人は自殺を考えたことがあるほど、多くの方が思いつめて来院されます。でも、友田くんも早まらなくてよかったね。当時は、どうして自分だけが…と、苦しんだのでしょうが、それ以上にご両親も苦しんでいたと思いますよ。

他にも酒井健康院に腰痛で通院されている患者さんの10人の内8人から9人は、ブロック注射を打った経験をお持ちですが、皆さん痛いだけで何も変わらなかったとおっしゃいます。もちろん治っていたら、楽になるのですから酒井健康院へは来ないわけですが。

腰痛で、多くはヘルニア、狭窄症などと診断され、説明されるのですが、ブロック注射があくまで対症療法の「痛み止め」という作用のみではなく、友田くんのような危険をはらんでいることを知ってください。東京の健康院が平成7年11月に開院してから現在まで、ブロック注射の影響で即車椅子生活になってしまった人が彼を含めて二人おります。

そのもう一人の患者さんは、19歳の女性です。やはり友田くんと同じように、医師から「現代医学ではどうしようもない。死ぬまでこの痛みは治らない」と言われています。その様な事態に陥っても医師に責任はないのでしょうか。

某大学の整形外科の教授に友田くんのような症例が実際にあるのか尋ねたことがあるのですが「そのようなことはありえない、考えられない」とのことでした。現実に将来ある27歳の青年と19歳の女性の命と人生にどう責任を取るのでしょうか。このように、ブロック注射が効かないだけでなく、大変な危険性も含んでいることを知ってください。

友田くんには、治療を始めて数回か十数回目の時だったと思いますが、彼のお母さんに「脊髄の大事なところはやられていないので、神経は生きているからこの子はきっと治るよ」といったことを覚えています。ただ、大変難しくて手ごわい状態であったため治療回数は1000回を越えたのです。当時は、足も動かせず、腰にも触れることができないというような状態であった友田くんが、今では普通に生活ができるまでに回復したのです。

今も、友田くんに会うたびに、この仕事を続けていて本当によかったと思わずにはいられません。

体験談❸

どうなるか分からず涙が出たあの頃を思い出したくない！

茨城県　小林祐子（仮名）30歳

【病歴】

10年前　この頃から何度かギックリ腰になる。

平成18年　仕事の帰り、新幹線で駅に着いたが、座席から立てなくなった。

平成19年　痺れと痛みが慢性化。５分も歩けなくなってきた。整形外科で**ヘルニアと診断**される。鎮痛剤もあまり効果なく痛くて寝ることもできない。

７月に酒井健康院で初診。１ヶ月後には杖を使い一人で歩けるようになる。

現　在　日常生活に問題はない。

それほど重大には考えていなかった

私は、学生の頃から腰痛持ちで、今から10年ほど前から何度かギックリ腰をしていました。そういう体質だと思っていたのです。

本格的に腰痛が始まったのは、2年ほど前のことなのですが、当時は仕事柄撮影機材を肩に担いで地方のお寺などを撮影していました。平成18年の12月、仕事が終わり新幹線に乗って2時間半座り東京駅に着きました。

さあ降りようと立ち上がろうとしたら、足がビリッと痺れたようになって立てないのです。それが10秒ほど続いたでしょうか、その時は、直ぐに元の状態に戻ったこともあってあまり重大なこととは考えず、腰痛持ちで少しくたびれたからだろう、貼り薬や湿布などで簡単に治るだろうとタカをくくっていました。

ところが、案に相違してそれから症状はだんだんひどくなっていき、翌年の2月頃になるとずっと痺れがとれなくなっていきました。初めの頃は右足に痺れがあったのですが、それが左足にも症状が現れ、さらに腰から爪先まで突っ張るような痺れ感とピリピリとした痛みの症状が消えることなく続くようになりました。今思えば坐骨神経痛だったのかもしれません。

平成19年の2月頃には歩いても10分がやっとという状態になりましたので、さすがにこれは大変なことになったと思い、近所の整体で診てもらったところ骨盤が歪んでいるという結果が出ました。そこでは電気やポキポキ、マッサージなどをしてもらいました。けれども全く効果がなく、挙句にますます痛みがひどくなってしまったのです。

この先どうなるんだろう…

痛みはその後も治まらず、そのうち5分も歩くことができなくなりました。そこで整形外科でレントゲンを撮ってもらったところヘルニアと診断されました。

現在はまだ手術をする段階ではないが、最終的には手術をしなければ治らないだろうと医師に言われましたが同時に、

「手術をしても必ず治るとは言えない」

とも言われました。

結局、あまり動かず無理をしないほうがいいだろうということで、痛み止め、筋弛緩剤、胃腸薬などを処方されました。けれども痛み止めは1~2時間くらいしか効き目がありませ

ん。痛み止めが効いているわずかな時間にやっと眠ることができる。というような状態が続くようになり、

「この先、どのようになるのだろう…」

と不安が胸の中に広がって涙が出てしまったことも何回かありました。

いろいろ評判を聞いたりして鍼灸や接骨院などにも通いました。牽引をした直後から両足がしびれてしまい、病院内で10分程休憩しないと歩けなかったこともあります。整体で骨盤調整という施術もやりました。三角錐のようなものの尖った部分を骨盤に食い込ませるようにして骨盤の歪みを調節するのです。施術後はちょっとよくなったような気持ちになりますが、また直ぐに元に戻ってしまいます。

そのようなことをしているうちに、平成19年の3月頃、症状がもっとも悪くなりました。1日3回痛み止めを服用しないと痛みで寝つくことさえできなくなったのです。とうとう手術を受ける段階にきたのかなという気持ちもよぎりましたが、ヘルニアは手術をしても治らない人が多いらしいということも聞いていました。手術を避けるべく母が一生懸命いい治療師さんを探してくれていました。そうしたときに雑誌だったと思いますが、酒井先生の記事を見つけた母が、

「手術をする前にこの先生の所に行ってみない？」

と酒井健康院に行くことを勧めてくれたのです。

同年の7月、酒井健康院に行くことになり、母に介護されて駅まで歩きましたが途中で挫折、結局タクシーで後部座席に横たわり東京の健康院に行きました。

気をつけ！　の姿勢ができた

初回の施術は痛みで余裕がなかったせいか、それほど変化はわかりませんでしたが、それでもちょっと楽になったという実感はありました。これまでいろいろな治療所に行った経験でもちょっとはよくなることはあっても、直ぐに元に戻ったということばかりでしたので、

「今度も騙されないぞ！」

という思いがあったのも事実です。

ただ、他の治療所と違うなと思ったのは、施術のやり方です。それまでは無理やり足を引っ張ったり、ギュウギュウと揉んだりというところばかりでした。そうした施術は体の痛いときには苦痛でしたし、無理にバランスを整えた分、体がミシミシ音を立てながら元に戻る

ようなリバウンドがつらく嫌でした。

それが酒井先生は本当に痛いところには触れず、不思議な施術をされます。施術が楽なので少し通ってみて、本当に言われているように体のアンバランスを矯正してくれるのか見てみようと思ったのです。また最初に撮影された施術前後の写真で自分の姿がとにかくひどく曲がっていて、それが非常にショックでした。治療後の写真で前、後を客観的に比較することができ、姿勢が少し改善されているのが分かったように思います。

最初は1週間毎日通いました。それからは毎日だと疲れますので、1日おきに2週間、合計3週間はタクシーで健康院に通いました。

1週間して少し楽になったかな、と感じるようになりました。痛みは簡単に引きませんでしたが、少しずつ弱まっていき、ひどいときには座ることができずにタクシーも横になって乗っていたのが、だんだん座ることもできるようになっていきました。

よくなっていると実感したのは1ヶ月後のことで、このとき非常に短い時間でしたが「気をつけ」の姿勢をすることができました。10秒くらいでしたが、それまでは立つと「休め」の姿勢しかできません。両足を揃えて直立することが1秒もできなかったのです。これはすごくうれしい変化でした。

1ヶ月以後くらいからは健康院には電車で杖を突きながら一人で通院することができるようになり、この頃から写真の姿も改善されているのがハッキリと分かりました。少しずつ立ったり、座ったり、歩いたりする時間が長くなっているのも実感できるようになりました。

■「動かないでいい」と言われて気持ちが救われた

現在は2週間に1回程度の施術で済むようになっています。激しい運動はしていませんが、日常生活には何も支障がなくなりました。たまに無理をしたり、寒い日やくたびれたときなどに痛いことや、少し痺れがくることもありますがたいしたこともなく、先生に施術をしていただくとすぐに回復します

酒井先生に診ていただいてよかったことの一つは、それまでどの治療所に行っても、

「体操をしろ」

とか、

「努力して真っ直ぐな姿勢を自分でとるようにしろ」

と言われてきました。それができないから治療所に行くのに…。

でも酒井先生に、

「痛いときは無理しないで寝ていなさい。痛かったら極力動かないこと!」

と言われて精神的に非常に助かった気持ちになったのを覚えています。

最初の頃は整形外科や整体院で姿勢が悪いのは腹筋や背筋が弱いのが原因と言われ、友人達からも同じようなことを言われて腹筋の体操を一生懸命やったことを思い出します。体が痛いときにあえて正しい姿勢を努力してとることは、今考えると余計に具合を悪くする間違った理論だということに気づきます。この点で酒井先生のおっしゃることは正しかったなと思います。

<後立位>　　**<後座位>**

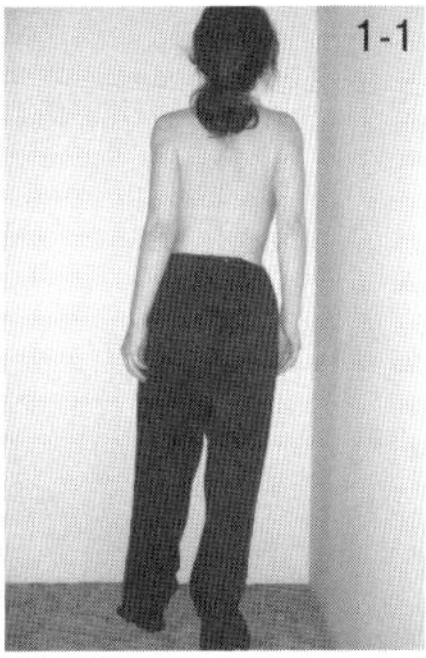

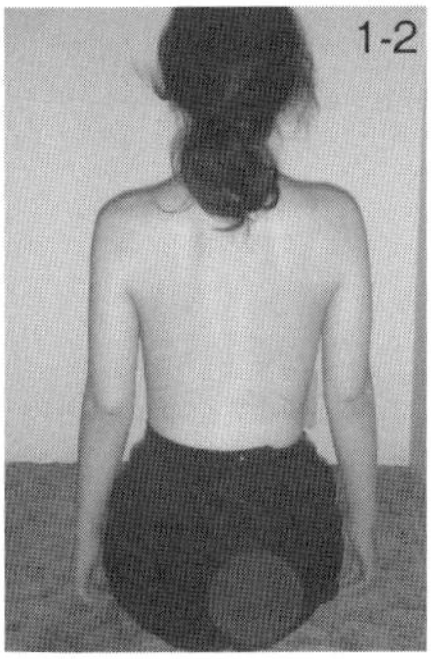

初回治療前

【1-1】

完全に右に傾き左足は体重が乗っていません。これが痛みをかばった結果の姿勢であるならば、自然に立てる姿勢にならなければなりません。


【1-2】

体幹の右への傾きがあり、そのせいで左右の脇の開きに差があります。また、左手に対し右手は骨盤から離れ、左右の手の位置が揃っていません。

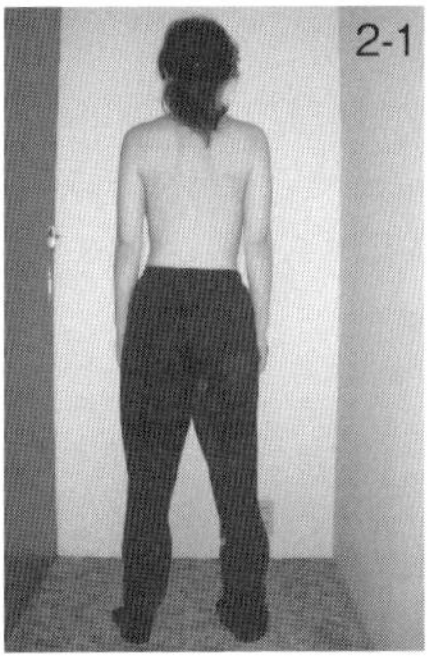

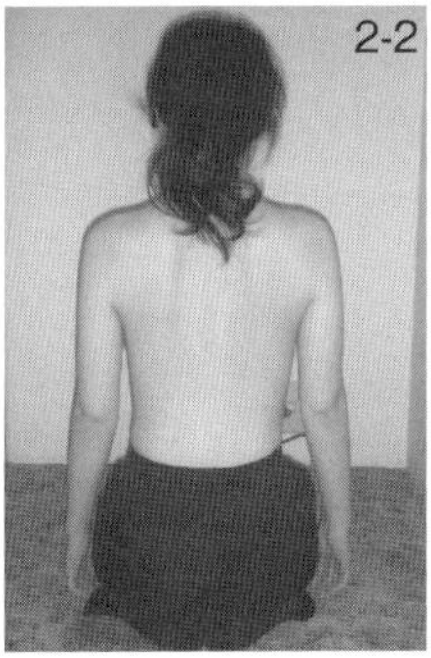

初回治療後

【2-1】

左足に体重が乗るようになった結果、立位としての安定感は増しましたが、両足を開いて踏んばっているように見えます。全体的にも前かがみで、腰が伸びていないのが良くわかります。


【2-2】

右への傾きや両手の左右の位置はまだ差がありますが、全体的に背が伸びてきました。

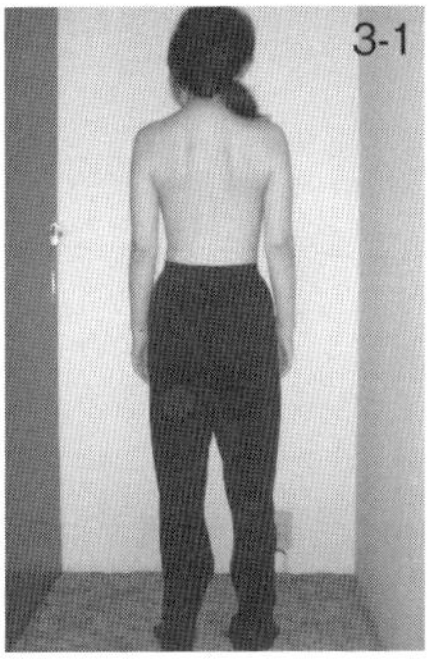

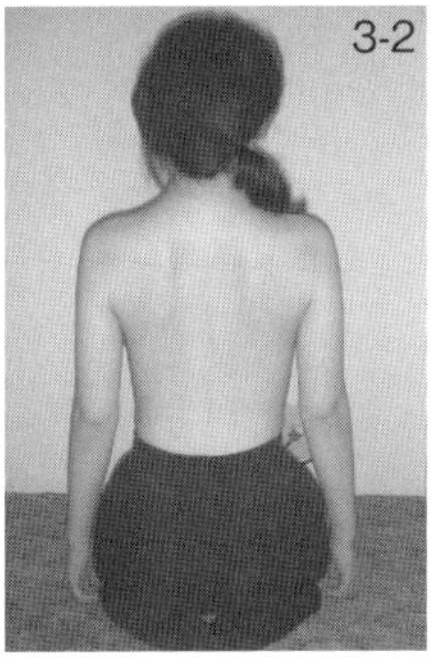

５回治療後

【3-1】

両足が閉じて自然に「気をつけ」の姿勢になりました。腰が伸びたため、胸をはり両手が骨盤の横にきました。


【3-2】

背筋に若干溝ができるほど、腰は伸び両手も揃っています。体の傾きねじれがとれ、本来あるべき姿を回復しつつあります。

【先生からのコメント】

体験談②の友田くん（62頁）や小林さんのように、10代20代といった若い頃に腰を痛めてしまう方は決して少なくありません。一般的に若いから治るのも早いと考えがちですが、本当にそうなのでしょうか。私はよく例えばなしで「20代でガンに冒された胃と、60代で冒された胃とではどちらが丈夫なのか」ということを患者さんに話します。丈夫なのは実は後者なのです。それと同じして、10年とか20年しか使っていないにもかかわらず、痛めてしまった場合、状態が深刻であることが多く、時間がかかる場合が多いのです。小林さんも医師から「手術しても必ず治るとは言えない」と言われながらも、あまりの痛みに手術を考えるほど精神的に追い詰められてしまったのでしょう。それにしても、この医師は正直ですね。

また、痛いのにもかかわらず、無理な姿勢を保って体操をしろと言われたようですが、痛みのある体は壊れているから痛みがあるわけなので、動かしてはいけないのです。

ギックリ腰も、何回も繰り返すうちに簡単に壊れるようになり、その度に治りにくくなっていきます。まして、体の異常、壊れ方によって、坐骨神経痛、ヘルニアが生じている場合、痛み止めは何ら解決には役立ちません。

それどころか、そのごまかしが徐々に体の壊れ方を増長させていくのです。腹筋、背筋を鍛えて腰痛が治ったり予防になるのならばスポーツ選手はなぜ足腰の痛みを訴えるのでしょうか。むしろ、スポーツをはじめ肉体労働をして体を使い動かしている人ほど、多いのはなぜなのでしょう。もっと、このような事実を皆さんに知って頂きたいものです。

体験談❹

激しい腰痛を克服、出産も楽にできた

愛知県　人見美津子（仮名）29歳

【病歴】

平成19年　風呂から上がるときに足を拭こうと前かがみになって痛みがはしる。整形外科に2週間入院。痛みが治った。

平成20年　卵巣腫瘍のため手術。退院2日目、かがんだ拍子に痛みが発症。翌日から入院。**診断はヘルニア**で、治療は痛み止めと牽引。効果はなくますます増悪するが、病院から新たな手術患者入院のため、症状が改善されないにもかかわらず退院を要求される。

平成20年　3月7日、お付き合いをしていた彼の母親の紹介で酒井健康院を受診。1回目で痛みがなくなり、一人で歩けた。

現　在　無事出産をし、育児中。痛みからは解放されている。

入浴後に足を拭く姿勢で腰に激痛

平成19年8月のことでしたが、朝風呂でシャワーを浴び足を拭こうと前かがみになって、姿勢を戻そうとしたときにグキッと腰に激痛がきました。ひどい痛みで動くことができず、その場にうずくまって息もできない状態になりました。

これは大変と思い整形外科医に車で行き、駐車場で車から降りて歩こうと立ち上がると、吐き気がして気持ちも悪くなり、診察の結果即入院になりました。

このときの診断は急性腰痛ということで、２週間の入院で治ったように思いました。その後普通に会社勤務し、整形外科にも定期的に通院していました。ところが、卵巣に腫瘍が見つかり平成20年2月に左右の卵巣にできた腫瘍の摘出をしました。今にして思えば、その時入院したベットの居心地が悪く、またお腹が痛いため常に前かがみの姿勢でいたことが影響したのでしょうか。

卵巣の手術を終えて退院した2日後のこと、施設に入所している祖母を見舞い、車椅子に乗っている祖母の耳元で話をしようとかがんだ途端に、腰にピクッと痛みが走りました。また動けなくなっては大変と思い、家に帰って寝るためにズボンを脱ごうとした瞬間に、また例のグキッとなったのです。

牽引する度に両足の長さが違ってくる

これは完全にダメだと思いまして、その日は整形外科医が休日でしたので、翌日、朝一番で診察を受けました。MRIを撮ってもらうと完全なヘルニアと診断されました。今から思えば幸いなことに、そこの病院はあまり手術を勧めないところだと他の患者さんから聞きました。私の場合も手術の話は出ずに、入院して痛み止め薬の投与とひたすら牽引をやるように言われました。

この牽引はベッドに備え付けのようになっていまして、いつでもベッドにいてすることができます。私は翌年の平成20年6月に結婚することが決まっていましたので、とにかく早くよくならなくては、とそう思い入院中、昼夜を問わずひたすら牽引をしていました。

1週間入院していましたが、一向に効果が出ません。全く改善されないのです。痛み止めはガンガン打たれますし、牽引はひたすらやりましたけれど、痛み止めが効いている間は痛みが軽減していましたが、薬がきれるとまた痛みが復活してきます。

そのうち、家の者が私が立ったときに、

「お尻の腰骨の高さが左右で違う」

と言うようになってきまして、そういえば横になって足を揃えてみると右足のほうが長いような気がしてきました。

「このまま牽引していると、足の長さがどんどん違ってくる…」

そんな不安が胸を過ぎります。そこで、先生には牽引をやれと言われましたが、だんだんやらなくなりました。

ですから、他にやることがなくひたすら静かに寝て、腰痛の回復を待つという状態になりましたが、入院１週間後に、病院側から、

「手術をする患者さんが入院してくるので、退院してもらえないか」

と言われたのです。症状が全く改善されないのに医者に見放されたようなもので、ひどい話ですが、立てず、歩けずの状態で泣く泣く退院をしたわけです。でもそれが今考えるとよかったということになるので、世の中不思議なものです。

というのも、そんな私のことを心配した彼のお母さんが、酒井先生のことを知っていて、

「ひどい人も直ぐに立てるようになっているよ」

と以前に教えてくれたのです。他に行くところがないので、整形外科を退院するとその足で母の車に乗せてもらって酒井健康院に行きました。車に座ることができず座席を倒して横になり、腰には毛布を入れて健康院を目指しました。

とにかく全然痛みが軽減していなかったものですから、母の運転に、

「ブレーキ踏まないで！　静かに運転して！」

そんな悲鳴を上げながら40〜50分かけてやっとのことで岐阜の健康院に到着しました。

初回で立てた！　出産も楽にできた

最初、酒井先生は私の体の状態を、

「体が右に傾いているな」

とおっしゃいました。

施術前の写真でも右に傾いているのがよく分かり、先生の言われることに納得がいきました。

1回目の施術は約20分くらいだったでしょうか。終わった後自分でスタスタ歩けるように

なったのです！

その日、駐車場から健康院に入るのに母の肩に全体重をかけるように助けてもらい、やっと歩けるような状態でしたのに…。たったあれだけの施術で痛みがまったくなくなったのです。これには本当に驚きました。

初日は２回施術を受けましたが、帰り道はまったく普通になっており、彼のお母さんが、

「酒井先生のところに行くと、みんな立てるようになる…」

と教えてくれた意味を実感することになりました。

私の体はまた元の悪い状態に戻りやすく、なるべく詰めて通ったほうがいいという健康院のアドバイスがありましたので最初の２、３週間は毎日、月～土曜日に行って２回の施術を受けました。５月には自分でもかなり回復したことが実感でき、６月頃から月１～２回に減らしても大丈夫になりました。

４月から普通に勤めに戻ることができ、そして６月には念願の結婚式を挙げることができたのです。式の途中も腰は全く大丈夫でした。

８月初旬からイタリアへ新婚旅行にも行きましたが、このときも全く腰に異常は起きませんでした。

さらに平成21年の4月には無事出産をすることができました。友人の中には出産で腰が痛くなると言う人もいましたが、私の場合は腰の痛みもなく楽な出産で本当にうれしいことでした。

現在、産後の育児期なので、実家で安静にしています。健康院も休んでいますが、後1ヶ月くらいしたら、一度出産後の状態を診ていただこうと思っています。

<後立位>　**<後座位>**

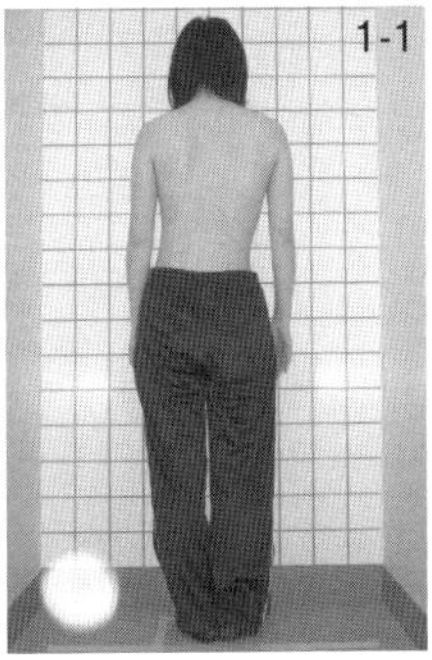

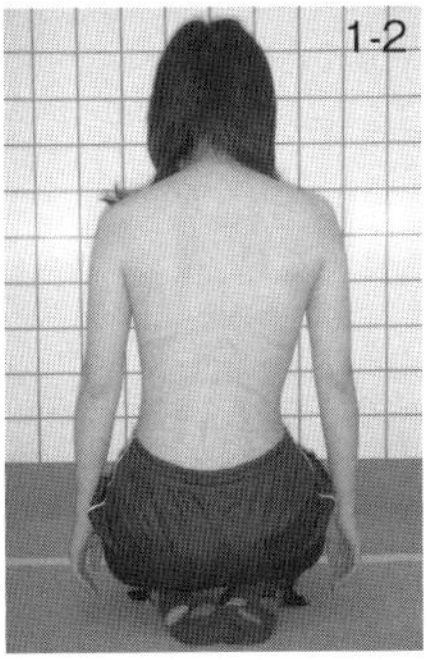

【1-1】
ボディラインの差からわかる通り、お尻を左後方に突き出すように立っているため、重心がブレやすく立位は安定していません。

【1-2】
骨盤の位置は左にズレ、胴体は右に傾いています。肩甲骨の左右の膨隆にも差がありますが、盛り上がっている側だけが悪いわけではなく胴のねじれや傾きの結果の膨隆差なのです。

初回治療前

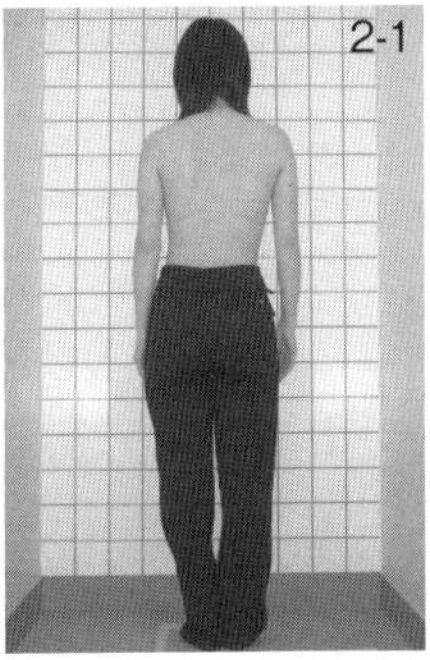

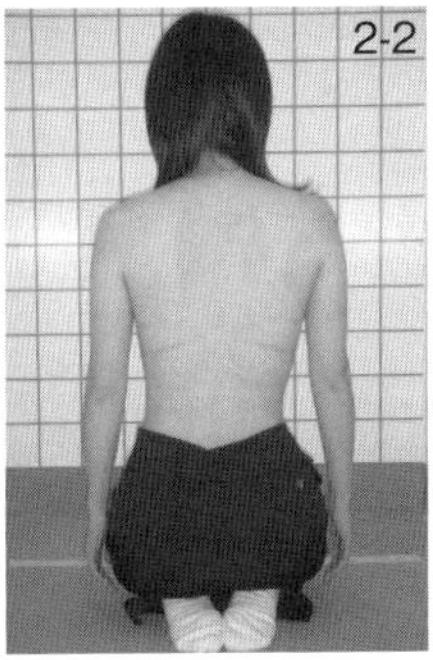

【2-1】
顔が前を向けるようになった分、背中、腰が伸びているのがわかります。お尻が左に突き出す姿勢は残りますが、立位は安定してきました。

【2-2】
骨盤の位置とともに体幹が全体的に真っすぐに戻りつつあります。肩甲骨の膨隆も極端な差はなくなってきました。

4回治療後

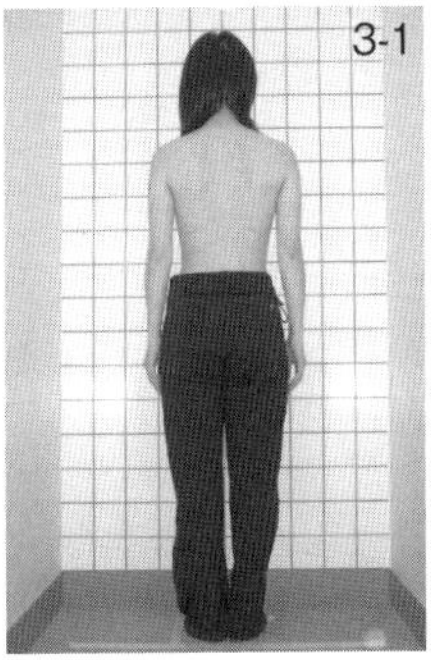

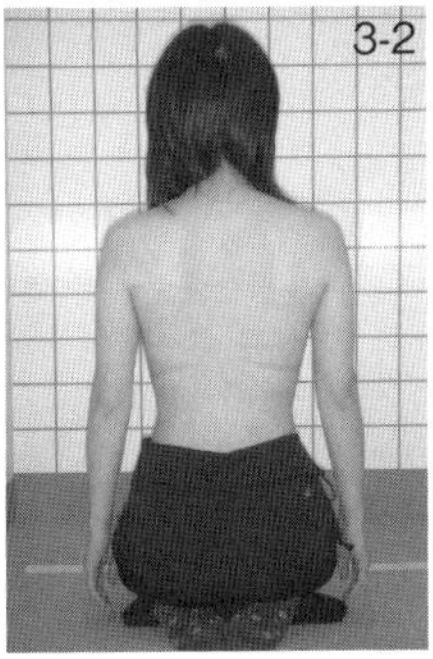

【3-1】
ボディラインの差が揃い、体の軸がまっすぐになったため両手の位置も同じ見え方になってきました。

【3-2】
ボディラインの差がなくなり、胸を張って座ることができます。体の支え方がしっかりしてきました。

22回治療後

【先生からのコメント】

結婚、出産おめでとうございます。

平成20年3月7日初診で、同6月末の結婚と期間限定の治療となったわけですが、最初はまっすぐの仰向きや、うつ伏せもできないほど状態が悪く、これなら普通は絶対に手術されているところです。

よくよく当院に縁があったという運の良さを感じます。

牽引で足の長さが違ってくるというまさに最悪の結果となったわけですが、本来牽引は足の長さの違いとなるような骨盤のゆがみ等を調整しなければならないはずなのに、まさに裏目裏目と体を壊して悪化させたのです。

先に述べた体験談①の加藤清子さん（47頁）や③の小林祐子さん（71頁）のようにまったく動けなくなり、オムツの状態になったり、両足がかえってシビレて歩けなくなる可能性もあったのです。そうなれば100％手術をされていたことでしょう。

果たして、6月の末の結婚式はどうなっていたのか…。

それにしても、第三者が見ても骨盤の高さが違うほど骨盤をゆがめ、自分でも足の長さが違うのがわかるほど壊してしまうとは、悪い意味での牽引治療効果ですが、恐ろしいものがあります。

牽引の効果が全然ないという話を患者さんたちからよく聞きますが、効かないだけならまだ良い方です。前述の加藤さんや小林さん、人見さんのようになり、悪化して手術に至ることがあるかもしれません。その怖さを知っておいてください。

体験談⑤

チタンのボルトを入れても痛みは止まらなかった

山梨県　川野美津子（仮名）64歳

【病歴】

26歳の頃　長男出産。庭仕事でギックリ腰。その後、子どもを総合病院に連れて行ったついでに整形外科で検査、**ヘルニアと診断**される。

40歳の頃　ギックリ腰が頻繁に起きた。

50歳の頃　現在地に引越し。庭仕事などで腰の調子が悪くなる。

平成11年　脊柱管狭窄症の手術（骨移植、チタンのボルトで固定）を受ける。3、4年は調子よい。

平成15年　チタンのボルトを抜く手術を行う。

平成16年　再び痛みが出てきたので、酒井健康院で初診。徐々に改善されてきた。

平成20年　カナダ旅行や国内旅行などに出かけられるようになる。

現　在　日常生活は何でもでき、遊びにも行けるようになる。

■レントゲンで軽いヘルニアと診断

最初に腰の痛みと出会ったのは、まだ私が26歳の頃。庭いじりをしていて、痛めてしまいました。それから直ぐ後で、台風のために倒れてしまった大きな鉢を直そうと持ち上げたところでギックリ腰になり、動けなくなりました。

近所の医院で痛み止めをもらって使っているうちに痛みも取れ、若かったこともあってそのまま生活をしていました。ただ、4ヶ月の長男を抱いて外で立ち話をしていると足が痺れてくるようなことがありましたが、日常の家事はそれなりにやっておりました。痛くて動けないということはありませんでした。そんなわけで予防の意味で、ヨガなどの運動療法で常に鍛えることをこころがけていたのです。

あるとき子どもがヘルニア（脱腸）になりましたので、総合病院につれて行った時、自分も腰の調子がよくないこともあるので、軽い気持ちで整形外科を受診し腰を検査してもらいました。レントゲンを撮った結果ヘルニアと診断されました。

このときは先生に手術の必要があるように言われましたが、別の病院の医師に相談すると直ぐに手術をする必要はないということなので、半年通院して楽になったためそのまま日常生活を行い、腰のことも忘れるような感じで過ごしていました。

■痛み止めは腎臓に悪い？

40歳の頃に再び腰の調子が悪くなりました。当時二槽式洗濯機を使っていて、洗濯物を脱水槽に移す動作をしただけでギックリ腰になったり、あるいは八百屋さんで中腰に品物を選んで立ち上がろうとしたときにギックリ腰になったり、本当にちょっとした拍子で痛みが走るようになったのです。1年に数回はギックリ腰になっていたでしょうか。

ただ、少し休んで治まるとまた生活ができるということで、そうした繰り返しでずっとごまかしてしまったのです。

14年まえのこと、50歳で現在の場所に引越しをしました。その当時主人は単身赴任中で、引越の荷造り、片付けなどを一切私一人で行いました。その上、新しい家の庭に花壇をつくろうとレンガを運んだりもして、その疲れが出たのでしょう。それが原因で腰の調子が一段と悪くなりましたが、また、だましだまし過ごしていました。

そして、53歳のときに、温泉旅行から帰宅、玄関先に止めた車から降りる際、あまりにも突然の激痛で降りることが出来なくなり、やっとの思いで自宅に戻るという程状態が悪化したため整形外科を受診することにしました。痛み止めをいただいてどうにか治りました。

ところが半年後の正月のこと、また腰痛で動けなくなってしまい整形で3ヶ月間痛み止めの点滴を打ってもらいましたが痛みが取れません。こうしたことを友人に話しましたら、

「近所の人が痛み止めの点滴で腎臓が悪くなり、透析になった人がいる…」

という話で、点滴投与が恐くなりました。またその友人は以前ヘルニアの手術をして、現在は同じ病院で健康体操をしているとのこと。ちょうど翌日に病院に行くことになっているので一緒に行ってみよう、という話になりました。

チタンのボルトを8本も入れる

友人の通っている整形でＭＲＩを撮って診断をしていただきました。私はそれほど重大には考えていなかったのですが、先生は、

「これは腰椎の1番、2番以外の3、4、5番の神経がペシャンコになっている。このままでいくとそのうち歩けなくなるよ。排便・排尿障害もでるかも知れない、手術で治すしか方法がないね」

と言うのです。

「ブロック注射を試すならそれでもいいですが、また痛みは出てきますよ」

とも言われて、これは手術しかないなと思い、恐さ知らずで、

「手術してください！」

とお願いして平成11年に脊柱管狭窄症の手術をしました。

この手術は大変な手術で、私自身もよく内容は分かりませんが、要するに狭くなった腰椎椎間を広げるために骨を移植するわけです。自分の骨、たとえば骨盤などを削って使うのが一番いいのですが、私の場合は腰椎のほとんどがペシャンコになっているので、骨盤の左右広範囲を削って、さらに肝心の腰椎をいじるわけですから、痛みなどが出る可能性が大きい大変な手術になるよと言われました。そこで誰の骨かも分からない他人の骨を使い、さらに移植した骨と腰椎を固定するためにチタンのボルトを8本も入れました。

今では他人の骨を使うようなことは聞いたことがありませんが、当時その病院ではそれが

ベストの手術法だったようです。執刀医からは、

「手術は80％程度良くなれば成功だと思ってくれ」

と事前に言われましたが、手術が終わって数年は痛みがなくなったので外科手術としては、一応成功したようです。ところが4年ほどして、無理が続いたせいかまた、徐々に腰の調子が悪くなってきました。術後4年目の定期検査のときに、

「調子があまりよくありません」

と先生にお話しすると、

「ボルトを抜くとよくなるかもしれない」

とおっしゃいます。そして、

「最近、学会ではチタンが微量に尿などに

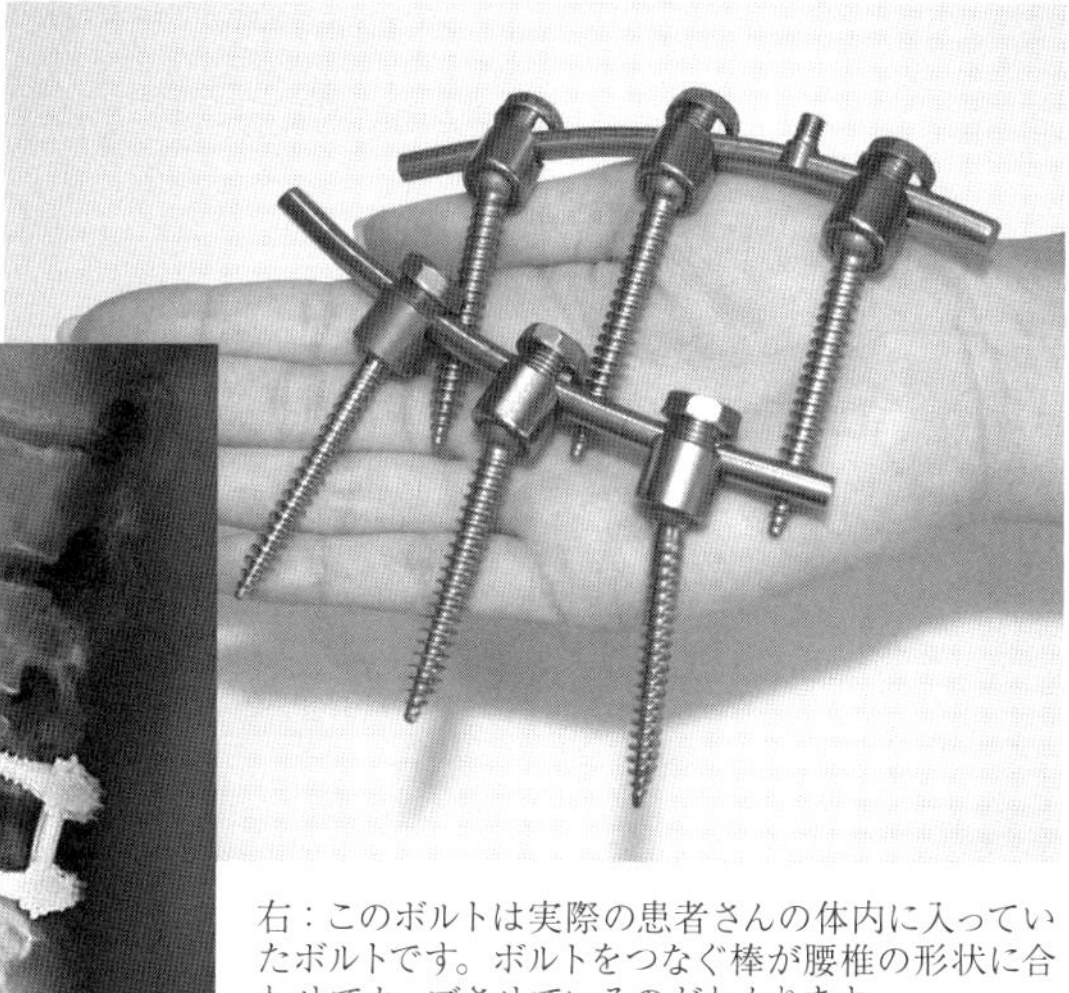

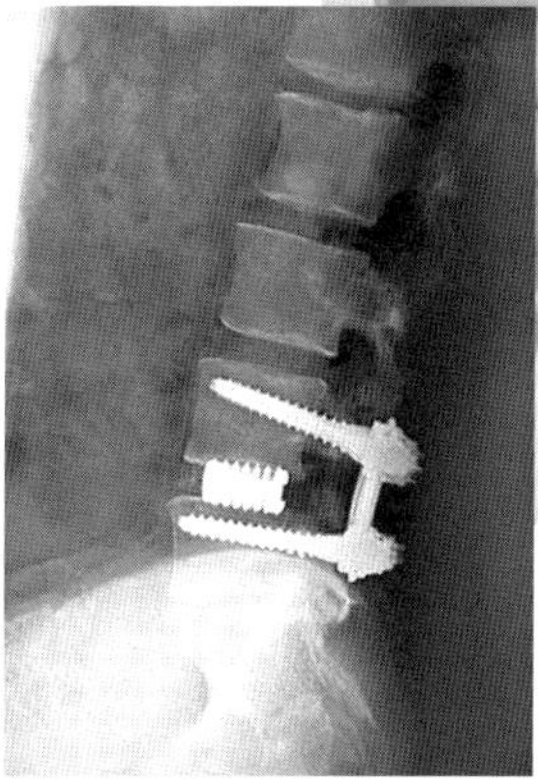

右：このボルトは実際の患者さんの体内に入っていたボルトです。ボルトをつなぐ棒が腰椎の形状に合わせてカーブさせているのがわかります。

左：イメージ（レントゲン写真）

流れ出てくるということが報告されている。年齢が高い方の場合は勧めないが、川野さんは50歳過ぎに手術をされて、平均寿命から言えばまだ20～30年もあります。その間に体の中に埋まっているチタンから微量の物質が溶け出て内臓に影響が出る可能性があります。ですから思い切って全部抜きましょう。抜く手術は簡単ですから」

ということでした。

「チタンのボルトを抜いたら楽なのかな～」

と期待をしながら

「ボルトを抜く手術をしてください」

とお願いして即入院、手術となりました。

他の医師からも「特殊な手術をしたね」と言われた

ところが手術後、医師から聞いた説明は驚いたことに、抜いたボルトは全部ではなく太いチタンボルト８本のうち６本。しかも、体の支えに必要な細いチタンボルトを新たに２本入れたとのこと。まだチタンボルトが体内に残っているというのです。

溶けたチタンが体に悪影響を与える可能性があるという説明があったからこそ手術を受けたのに、結局は手術前と状況はほとんど変わらず、わけが分かりません。その上、痛みも治っておらず、主人からは「手術をしてもしなくても一緒だったんじゃないか」と言われます。私自身も「チタンボルトを全部抜くはずではなかったのか」「ボルトを抜けば少しは楽になるかと期待したのに」「何のためにの手術だったのか」とかなりの不信感を持ちました。

そのことを、やはりチタンボルト固定術を受けた知人に話をしますと、「私は医師から溶けたチタンが内臓に影響するという話を聞いたことがない」というのです。「私は医者の実験台なのか」そう思うと、もうこれ以上手術は絶対にやりたくない！　手術以外で治す方法を探そうと決心したのです。そうはいっても、ボルトが体に入っているために牽引や電気などのリハビリは医師から禁止されています。

そんなことで悩んでいた時に同じく腰を痛めていた友人より「こんな本があるよ」と酒井先生の本を貸してくれました。早速、主人に相談したら、「この先生なら迷ってないで一度診てもらったらどうや」と言ってくれました。ただ、私の体にはまだボルトが入っています。

心配なので酒井健康院に予約の電話を入れる際、係りの人に「ボルトがあっても治療できるのでしょうか？」とおそるおそる聞いてみると、

「大丈夫ですよ。他にもボルトの入っている患者さんは大勢みえますし、ボルトが治療の障害になることはありませんから」

と心強い言葉がかえってきました。こんどこそ元気な体に治してほしい。そう願いながら酒井健康院へ主人に車で送ってもらいました。

酒井先生の治療を受け、最初から体が楽になるのが少しは分かりましたが、回数を重ねる度に薄皮を一枚一枚剥ぐように改善され、一年が過ぎた頃には、

「やはり、治療を受けると楽になるのがわかるわ！」

という実感を持ちました。

昨年（平成20年）にはカナダに旅行にも行

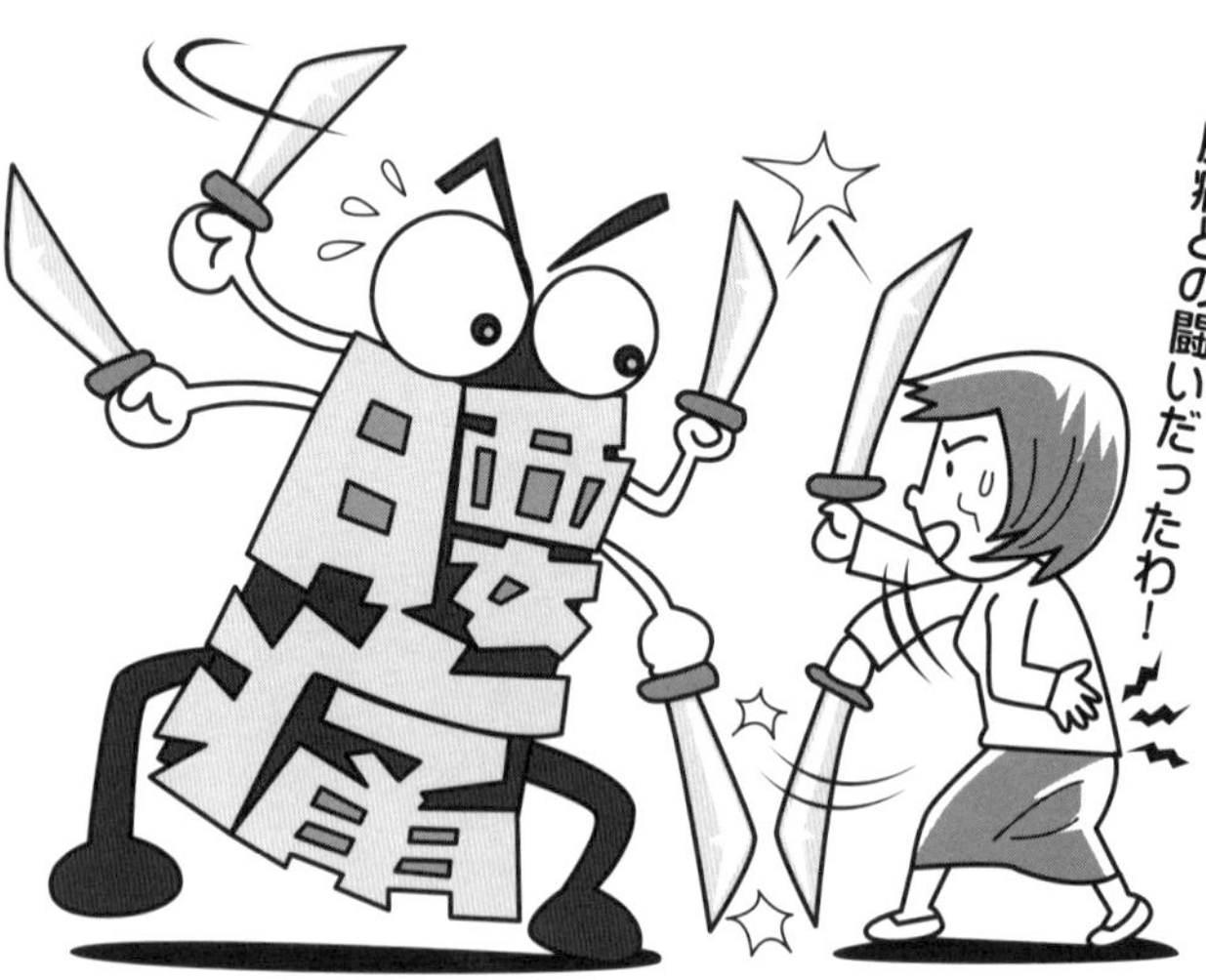

けるほど回復しました。旅行中、痛みもあまり気にせず楽しく思い出作りができ、酒井先生には感謝をしております。

最初の治療を受けてから丸４年になりますが、まだ左足に少ししびれが残っているものの、体を休めていれば悪化することなく日常生活には何の支障もなく過ごせます。

毎日、趣味のちぎり絵の指導、孫の世話、主婦業と忙しいのですが、また体を少しでも良い状態に保つためにも、酒井先生の治療をこれからも続けたいと思っております。

【先生からのコメント】

手術は望もうが望むまいが、所詮は「医学部建築学科の実験工事」ですので、患者さんにとっては極めて治る確率の低い選択だと言えます。

実際川野さんの場合もわずか数年でボルト摘出という気の毒な結果になったわけです。医師にとって患者は「人体実験の道具」かと強い憤りを覚えます。これまでも私は、手術は命にかかわる緊急のものを除いて絶対にすべきでないと言い続けてきましたが、川野さんのような方を見ますと、ますますその思いを強くします。

手術を受けたにも関わらず、毎年数十人もの患者さんが健康院に来院されますが、それらの方々の症状は変化なしか手術前よりもひどくなっている場合が多く、それでも「手術成功」「後はリハビリしなさい」といわれるのです。

検査技術の進歩でＭＲＩやＣＴのように体の中を見て異常がわかるまでになりましたが、それは体のメカニズムのすべてを解明したわけではないので、その画像だけに頼るのではなく、患者さんそれぞれの壊れ方を把握した上で治療していく必要があるのです。

そういう意味では「痛み止め」という処置は飲み薬であろうが、点滴や注射であろうが、「苦をすり替える」だけであり、治すという行為ではないのです。

点滴で腎臓が悪くなると言う話は聞いたことがないのですが、胃潰瘍になる例は数多くあります。

例えば痛み止めと胃薬はセットで処方されますが、これは痛み止めがいかに胃に悪いかを示すものです。毒物とその解毒剤との関係と捉えることができますが、同時に飲めば体に害がないわけがなく、体を治すつもりが逆に他に病を得てしまう恐れがあることを知ってください。

川野さんは、医師からボルトが入っているからリハビリをしないように注意されていたそうですが、それだけボルトの入った体は外力に対して脆弱であるということです。理学整体の手技は非常にソフトですので、体に悪影響を及ぼすことはありません。確かにボルトなど本来ない筈の異物が入っているため、パーフェクトな体に戻るというのは、なかなか難しいのですが、この点でも、同様の悩みを抱える多くの患者さんのお役にたてるかと思います。

体験談❻

やっと光明を見つけられた

三重県　倉田美幸（仮名）75歳

【病歴】

平成4年頃　足先に痺れを感じる。直ぐにどうということはなかったが、徐々に痺れがひどくなっていく。

平成12年　レーザー手術を行うが効果がなかった。

平成15年　痺れと痛みがひどくなって総合病院で検査、**手術を勧められチタンを14本も入れる**手術を行う。効果はなく再度手術。これも効果がなかった。

平成20年　痛みが激しいためブロック注射を予約。酒井先生の本を読みブロックを止め岐阜の健康院で初診。

現　在　やっと違ってきたかな。という感触を持つことができた。

手術しないと歩けなくなるよ、と言われて…

もうずい分前のことになって、記憶もはっきりしないのですが、足が悪くなった初めというのは平成4年か5年かという頃でした。あるとき足の指先に痺れが出るようになって、徐々に両足に広がってきたのです。

すぐに近所の病院に行きましたが、医師からは、

「こんな程度は病気じゃない」

と病名もなく、リハビリ等の治療も一切ありませんでした。それでも不安だったので、手術をした方が良いのではないかと尋ねたところ、

「手術で治った例を見たことがない」

とのことでまったく勧められませんでした。実際たまに電気がはしるようにビリビリとくる程度だったものですから、私もそれほど気にすることなく、日常生活を送ることにしたのです。

ところがこの痺れは治るということもなく、だんだんひどくなってきました。仕方がないので他の整形外科で電気や牽引などリハビリなどもやりました。2、3ヶ所の整形外科に通

院しましたが、どこも一緒の処置でとにかく何をやっても改善されることがありません。

いろいろ調べた結果、レーザー手術がこの症状に向いているらしいということで、本当は手術などしたくはなかったのですが、何事もやってみなければわからないので、レーザー手術をする病院へ行きました。その時、検査の結果「腰部の狭窄症」という病名が初めて知らされました。原因がわかったので、病の元を断つ目的で思い切って平成12年にレーザー手術を1泊2日で受けてみたのですが、まったく効果がなく、症状はさらに悪くなっていきました。

平成15年に痺れと痛みがひどくなりましたので、これまでの小さな病院から紹介状をもらって総合病院の整形外科を受診、そこで脊柱管狭窄症、椎間板ヘルニア、すべり症と診断されました。

「このまま放っておくと歩けなくなるよ。手術をすればよくなる。ただし、痺れは完全になくなるとは言えない」

と担当の先生から言われました。

大病院の先生から歩けなくなるよと言われては、なす術もありません。歩けなくなりたくないので思い切って手術をしました。

大小14本のチタンで脊椎を固定

切開手術は9時間にも及ぶ大手術になりました。この手術で大小14本のチタンで脊椎を固定して、完璧な手術ができたと言われました。

ところが手術後も症状は変わらず、現状維持といいますか手術前にくらべて改善されません。自分としては、

「手術で症状が悪くならなければよしとするかな…」

とまで考えていたのですが、日にちが経つにつれて症状も悪くなり、院内でも歩けず車椅子で移動していました。

執刀医の先生にその旨話しますと、今回の手術で患部はきれいになっている、考えられることが一つあってそれを手術すると治る可能性があると言うのです。直ぐには大変だから1年待って再手術をしてみようと提案されましたが、どうせ入院をしているときでしたし、治せるなら少しでも早くやって欲しいという気持ちがありましたので、最初の手術から半年後に2回目の手術をしました。

2回目はそれほど長い手術ということではなく、前回の少し上部の小さな手術で、手術自

体は成功したと言われました。

2回の手術で合計約11ヶ月間の入院生活になりました。その間毎日リハビリも続けてやりました。これで痛みと痺れから解放されると思ったのですが、案に相違して症状の改善は見られなかったのです。退院の時点では手術前とあまり変わらないという感じでした。

■病院では治療のしようがない

退院して帰宅してからも、なんとか良くなろうと自分でプールに通ったりしてリハビリをしていましたが、逆に症状が進んでリハビリをすることがつらくなり、ついには止めてしまいました。病院には通院して診てもらうのですが、手術の跡はきれいになっていて異常が認められないというのです。異常がないのでは治療のやりようもなく、薬を処方されて患部はそのまま放置された状態で過ごしていたのです。

狭窄症というのは、最初から痛い痛いというのではなく、徐々に症状が進んでくるものです。歩ける距離が少しずつ短くなり、１００メートル歩いては休んでまた歩く、というのがだんだん80メートルになり70メートルになってきます。逆に休む回数が徐々に増えていき、やがて逆転して歩くことができないことが多くなっていきました。

さらに朝起きたときから、痛い、痛いの連続で動けなくなりました。病院に行っても先ほど言ったように検査しても何も出てこないので、治療のやりようがないと言うのです。

平成20年9月のことですが、もう痛くてしょうがないという状態になりましたので、仕方なくブロック注射を予約しました。けれども、経験者に聞いたりすると大変痛いそうで、予約をしたけれども嫌だなあと思っていたのです。

そんなとき、以前いろいろ調べた時に読んだことのある酒井先生の本が、何かの拍子に目の前に出てきたのです。かれこれ5年、本の存在をスッカリ忘れていたので思わず読みなおしてみました。そこには、

「ブロック注射をやってはダメだ！」

と書いてあります。

「そうだ！」

と思いまして、すぐにブロック注射の予約を当日に取り消し、岐阜の酒井健康院を受診しました。

■あれ、ちょっと違ってきた!!

先生には、

「ずいぶん体が歪んでいるな」

と言われました。それは自分でも分かっていて、座るときに右のほうにずらして横座りする癖がついていまして、逆に座るとひっくり返ってしまうのです。写真を見てもそれはよく分かりました。

初回の施術は正直よく効果は分かりませんでした。酒井先生は最初から痺れを取るのは大変難しいこと。まず体の壊れを治さなくてはならないが、これは少し長くかかるな。とおっしゃいました。でも、

「必ず私が治してあげるよ」

と言ってくださいましたので、その言葉に縋る思いで毎週2日3回の施術を昨年の9月からずっと続けています。

私の場合、先生に施術を受けて体の壊れが少しずつ改善すると同時に、家に帰って数日で元に戻るということを何度も繰り返してきました。長い間に壊した体は数回の施術ですっか

り元に戻るというわけにはいきません。そのことは最初に先生から言われていたので、もう先生の言われることを信用して、現在も通っています。

うれしいことについ前回の施術を受けての帰路、

「あれ、痺れ方がちょっと違ってきた‼」

と感じたのです。

暗闇の中を手探りで進んできた私ですが、ようやくトンネルの先に小さな光明を見つけたような嬉しさを今、感じています。

家では子どもたちも、

「きっとよくなるから頑張ってやってごらん」

と励ましてくれます。

手術でチタンを14本も入れて脊柱を固めてしまった私ですから、そう簡単には元に戻らないことは覚悟しています。今思えばレーザー手術にしても、後の2回に及ぶ手術にしても、思いきってやったことですが、もう少し慎重に考えるべきだったと反省しています。でも前回の「アレッ」と思ったことがうれしく、これからが本当の勝負だと心を引き締めています。

<後立位>　**<後座位>**

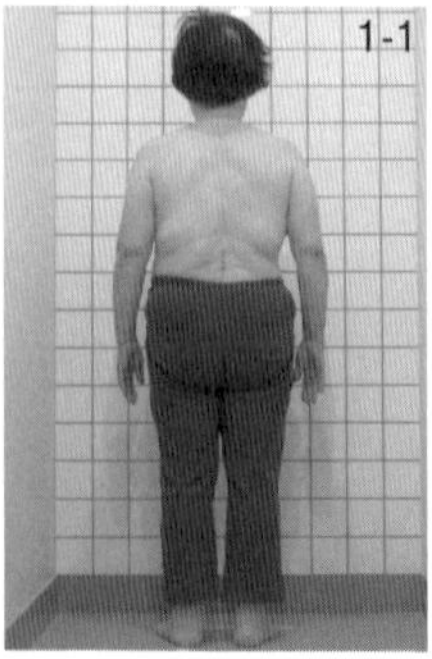

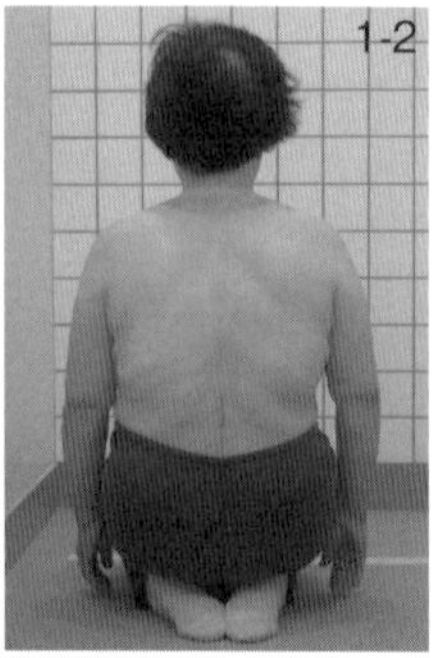

初回治療前

【1-1】

ボディラインの差から、胴体の左右の形が違うのがわかります。手術痕が中心より右にズレて脇の開きが左右揃いません。


【1-2】

全体的に背中が丸く、ボディラインも左右に差があります。右の腰のラインがえぐれるようにへこんで見えます。

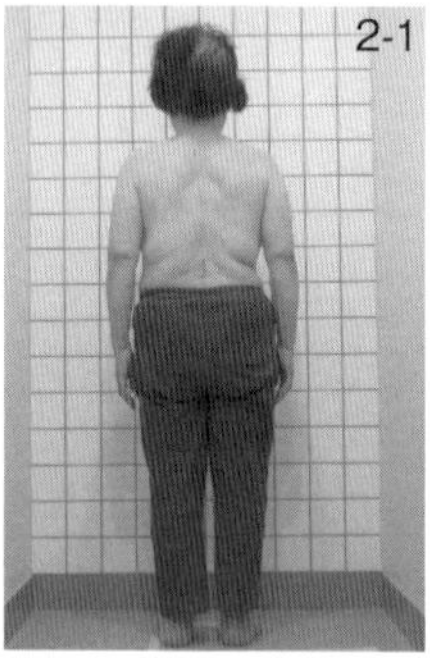

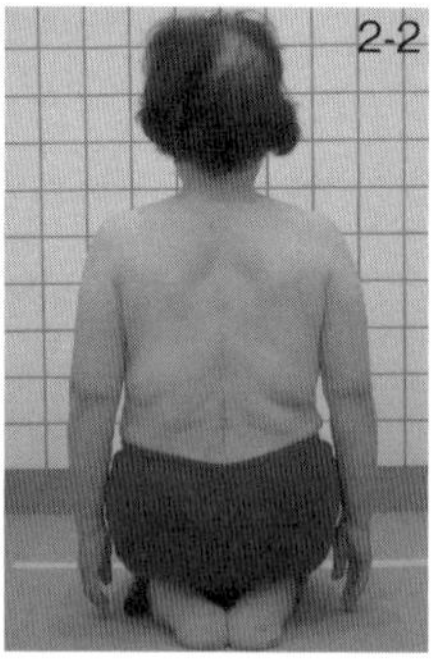

51 回治療後

【2-1】

腰が伸びたため、座高があがってきました。


【2-2】

かなり腰が伸びたため、全体的にやせて見えるほどボディラインがすっきりしました。

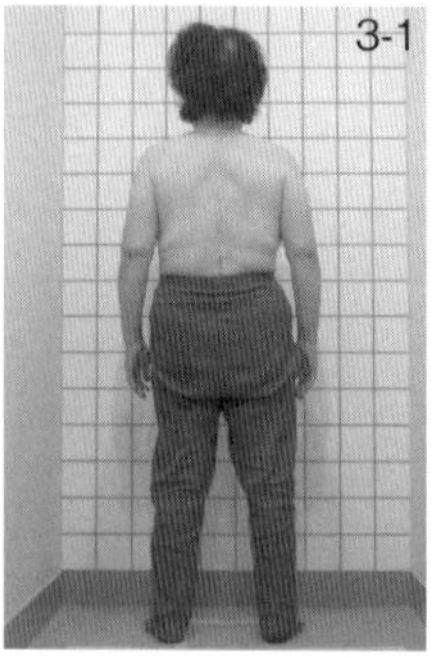

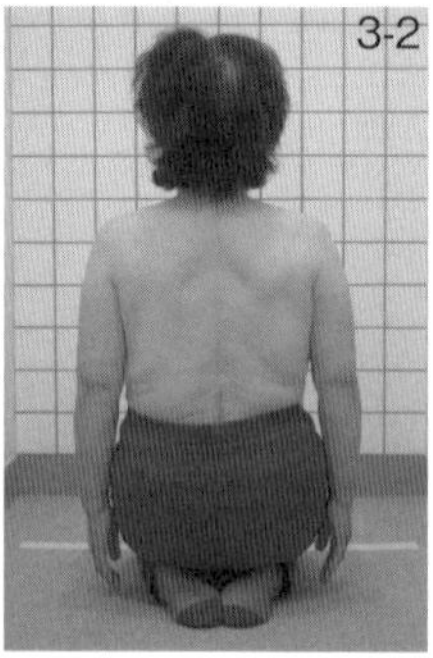

127 回治療後

【3-1】

ボディラインの差がなくなったため、両脇の開きが左右揃ってきました。


【3-2】

ボディラインは左右が揃い、背筋がさらに伸びて両手が床につかなくなりました。手術痕の付近が腰椎の前弯によってへこんで見えます。

【先生からのコメント】

今にして悔やまれるのは、あれ程手術に抵抗を感じながらも、早く楽になりたい、この痛みから早く逃れたいと焦り、「このまま放っておくと歩けなくなるよ」と医師に勧められるままに、レーザー手術を含め三度の手術を受けてしまったことです。

後に狭窄症とわかってレーザー手術を受けたのち、倉田さんは、最初にかかった整形外科の医師から「狭窄症の手術をしても良くなった例があまりないからしない方が良い」と言われていたようです。実際、二度にわたる切開手術を受けた後、倉田さんがいくら異常を訴えても「検査をしても異常がなく、治療のやりようがない。」と最終的に匙を投げられたことからもわかる通り、実にわりの悪い手術であるということがおわかり頂けるかと思います。

それだけに、こんな位なら最初にかかった整形外科医の言う通り、手術などしなければよかったと、さぞや後悔した十数ヶ月だったと思います。

そんな中、健康院にお越し下さったわけですが、治療前は写真の通り、体が傾き、生々しい手術の痕がカーブしていたのですが、一回の治療でかなり真っ直ぐになりました。

医師も私も同じ患者さんの体から得られる情報を元に施術しているのですが、生体観察を元に立体的に捉えた「理学整体」の判断と、死体解剖による平面の固定観念的医学知識を元にした判断では大きな違いがあります。

ある医師は手術に反対、ある医師は手術を勧め、症状の改善がないにもかかわらず「手術は成功」と言い切る。

最初の正直な医師の言うことを聞けば良かったと悔いると共に、手術を勧め、何の改善のないのに成功と言い切る医師に不信感を持たずにはいられません。

体験談❼

腰に入れたボルトが重く感じるほど痛みが集中した

東京都　松下里美（仮名）66歳

【病歴】

平成11年頃　体重が急増したため膝痛。整形外科医からスポーツを勧められ、スポーツジムに通う。

平成16年頃　腰に痛みが発症。手足に痺れが出る。いろいろな治療所に通う。

平成18年　腰痛体操に参加。だんだん症状がひどくなっていった。

平成19年　5月、歩行時右足激痛。ＭＲＩ検査の結果、**腰椎4、5番椎間の狭窄と診断**されブロック注射を12、13回行うが効果なく、この年7月に手術。

平成20年　年初から痛みが再発、5月には手術前と同じような症状に戻った。7月に酒井健康院初診。

現　在　以前のような痛みはなくなり、日常生活に支障がなく過ごしている。

■ブロック注射は効果が見られなかった

今から10年ほど前になりますが、それまでしていた仕事を辞めました。そうしましたら急激に体重が増加して、膝に水が溜まったように腫れました。

近くの整形外科医に行きましたら、

「これは水が溜まっているのではなくて運動不足ですよ。スポーツクラブに行って運動したらいいですよ」

と先生から運動することを勧められました。そこでスポーツクラブに入会して、水泳を始め、またスタジオでエアロビクスなどをやりました。入会して6年ほどすると体重も11キロほど減らすことができました。

ただ、私は昔からゴルフなどしてもスイングで腰のひねりが利かない、つまり体が回らないと指摘されたことがあるのです。その頃から痛みはなくても何かおかしかったのかもしれません。

徐々に状態が悪化してきたのか、実際に痛みが出始めたのが今から4、5年前のことです。腰に痛みが出て手足に痺れが出ました。おかしいと思いながら、近くの整形外科医や整体、マッサージなどいろいろな治療所に通って紛らわせていました。

3年前のことですが、スポーツクラブに腰痛予防体操の講座ができましたので、これに参加し、何とか痛みから解放されようと夢中でこの体操をやりました。今から考えると、これは腰痛のある人は、やってはいけない体操だったのでしょう。だんだん症状がひどくなって、平成19年の5月には歩くと右足に激痛が走るようになったのです。

整形外科に行きましてMRIを撮ってもらったところ、腰椎4番と5番の間が狭くなっているという診断をされ、神経根ブロックを12、13回ほど受けました。効果がある時とない時があり、結局は効果的な治療にはなりませんでしたので、医師からは、

「これ以上は無理なので、手術をしましょう」

と言われ7月に手術をしました。

ストレスが溜まってウツ的な症状にもなった

私は全身麻酔で分かりませんでしたが、約5時間もかかる大変な手術だったようです。骨盤の骨を削って、脊椎の4番と5番の間の狭くなっている所に埋め込み、さらにチタン製の

ボルトを骨盤左右に4本入れ固定するというものでした。

麻酔が切れた翌日には、サークルを使って自分でトイレに行くこともできましたし、違和感はあるものの腰痛もなく、その時は完璧な手術ができてよかったと安心しました。

痛みも数ヶ月は治まっていました。ただし骨盤に入れたボルトの違和感は消えず、これは「本来無いはずのボルトが入っているせいだ」と執刀医に言われ、そんなものかとあきらめました。ところが、年が明けて1月からまた様子がおかしくなり、だんだん痛みがぶり返してきて5月になるとほとんど手術前と変わらない状態に戻ってしまいました。

痛みが再発して直ぐにMRI撮影をすると、埋め込んだ左側チタンのボルトの位置が触っても分かるほど出っ張って、そこに痛みが集中するように感じられました。

担当の医師はボルトの位置をずらすのは簡単なので、再手術をしましょうと提案。ちょうどこの頃には手足の痺れがひどく、これは以前からあった頚椎のヘルニアが原因なので、首の手術もしましょうと言われたのです。

さすがに私は、主人と相談しましたが、

「首の手術と簡単に言われるけれど、ちょっと間違えばとんでもないことになる。これは恐い！」

ということになりました。

腰の手術のときは、手術をすれば絶対に治ると思っていました。それが術後約1年でこのように再発したわけですから、

「腰がよくならなかったのに、もし又首の後遺症にでもなったら、大変！」

というようなことを、この頃にあれこれ考えていたせいか、具合も悪くなり、スポーツクラブにも行けない、友人にも会えない、ストレスと不安が溜まってウツ的な症状になり、一時はデパートを意味もなく徘徊するような精神状態になってしまいました。

医師からは湿布と痛み止めの薬、それから抗ウツ剤も処方してもらうほど、手術のことで精神状態が不安定になるまで追い込まれていたのです。

担当医師は、

「オペのスケジュールが空いたら、直ぐにも手術しましょう」

とおっしゃったのですが、この病院は大変混んでいまして、数ヶ月待ちという予約状態で手術がなかなかできない状態が私に幸いしたのです。

あるとき主人が外に出かけたときに、夕刊紙を買って読んでいたら、たまたま酒井先生の記事を見つけました。帰ってくるなり、

「ちょっとこれを見てごらん。手術はいつでもできるから、その前にこの先生の施術を受けてみよう」

と勧めてくれましたので、直ぐに予約の電話を入れたのです。

受付のお嬢さんに、

「以前手術をしてボルトも入れていますけれど、施術をしてもらえますか?」

と聞きますと、

「大丈夫ですよ」

と明るく答えていただいたので、半信半疑の気持ちのままで平成18年7月23日、主人に付き添ってもらい受診しました。

楽になって久しぶりに銀ブラを楽しむ

私が以前通った整体やマッサージは、それこそボキボキやグイグイとやられて揉み返しなどがあったほどなどで、覚悟していましたが、酒井先生の施術は逆に頼りないほど刺激がありません。

「えっ！　こんな施術で!?」

と懐疑的な気持ちで1回目の施術は終わりました。

ところが、帰りは楽になって、久しぶりに主人と銀ブラをしたり、食事を楽しんだりすることができたのです。

「今日は何のために銀座にきたのか分からないね…」

と主人に話すほど、すっかり「整体」のイメージが変わって感激しました。

3回目の治療で腰痛もだいぶ楽になりまして、チタンボルトのでこぼこがすっきり引っ込んでしまったのにはビックリです。

「こんなに楽になるとは…。手術する前は、手術を受ければスイスイ動ける様になると思っていたのに！　もっと早く新聞に酒井先生の記事が載って、それを主人が見つけてくれていたら、手術を受けることもなかったろうに…」

そんなことを考えていると悔しくて涙が出てきて、酒井先生から、

「そのうち、嬉し涙になるから安心しなさい」

と笑われてしまいました。

かなり調子がよくなりましたので、その後、手術を受けた整形外科の医師に酒井健康院で

撮影して頂いた治療前と治療後の変化がわかる写真と、酒井健康院のパンフレットをお見せしたら、先生はかなり驚いて、

「西洋医学の治療には限界があるのかもしれない」

というように理解を示されました。この日のMRIでは狭窄症の変化が見られませんでしたが、医師からは、

「また1年後にMRIを撮らせてください」

と言われました。

■ボルトの違和感は消えない

現在ですが、左側のボルトの位置が重いような違和感がいまだに消えません。けれども座薬を使うような痛みはすっかりなくなっています。首にヘルニアはありますが特に痛みや痺れはありません。くたびれたときなどに背中が重く痛むことがありますが、酒井先生のところに行くとそれもすぐに収まります。

昨年11月に例のスポーツクラブの友人から電話があり、

「たまにはクラブにいらっしゃいよ」

とお誘いがありました。会費は払い続けていましたので、早速出かけていき、運動はしないでサウナやジャグジーでおしゃべりをして気分転換をしています。家ばかりに居ますと調子が悪いときなど気が滅入ったりしますが、こうした友人との交流はストレスが発散できるのか、とても楽しく時間を過ごすことができます。

おかげで、最近は顔色もよくウツの薬も必要なくなりました。これも整形外科の先生が驚いていることでもあります。

腰に入れてしまったボルトに関しては、今後も違和感が100%解消するということはないと思っています。ただ、ボルトが入っていることによって何かのキッカケで異常が起こり、痛みなどが出るのではないかという恐怖心がぬぐえません。

それ故に今さらながらに手術をしたことを後悔しています。それでも酒井先生が「今までの症状はボルトの有無とは関係がない」とおっしゃってくださるのが非常に心強いのです。この歳です。現状を守るということを目標に酒井先生の施術を続けて腰痛予防ということに徹したいと思っています。

<後立位>　<後座位>

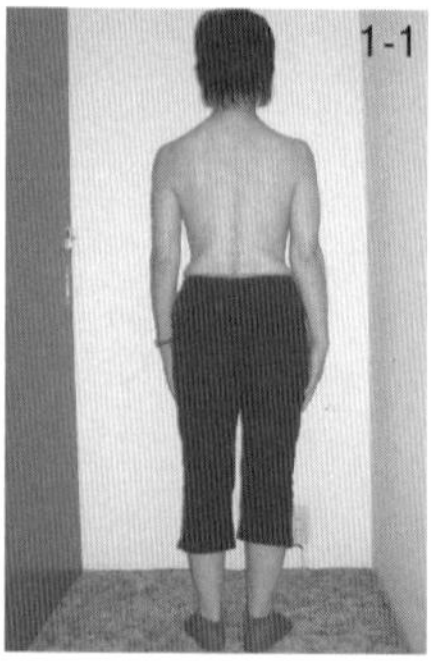

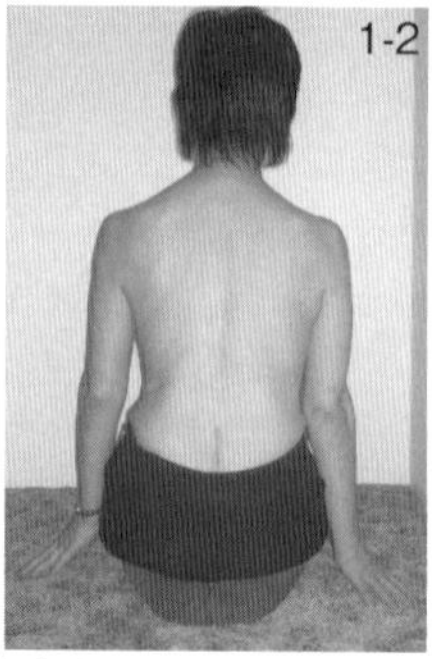

初回治療前

【1-1】

ボディラインの左右差がはっきり出ています。脇の開きが違い、肩の高さ、背骨の両脇の膨隆も左右差がありますので、これでは身体をまっすぐに支えられません。


【1-2】

両手で体を支えないと座れない状態です。ボディラインの左右差は顕著で手術痕のある背骨の腰椎部は溝が全くない状態です。特に左の脇にくぼみが見てとれます。胴体の形がイビツであるということは、胴体内に収まっている内臓器にも何らかの影響が出てもおかしくありません。

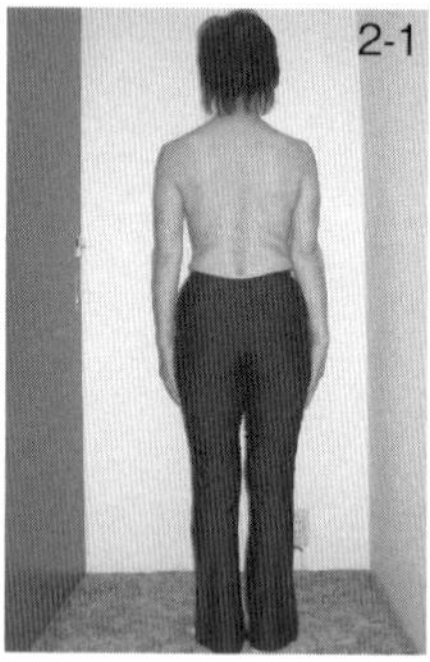

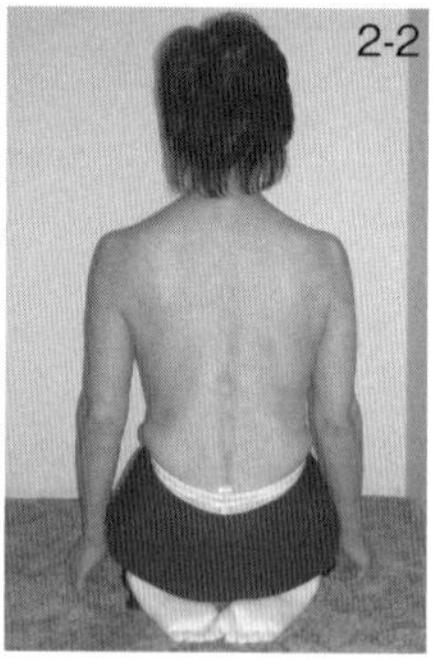

20 回治療後

【2-1】

両腕の胴体へのつき方が少し変わってきました。まだ、傾きはありますが、腰付近の背骨の位置が中心に戻りつつあり、ねじれが少なくなってきています。


【2-2】

体の支えがしっかりしてきました。上半身が起き上がった分、腰椎部に溝ができています。

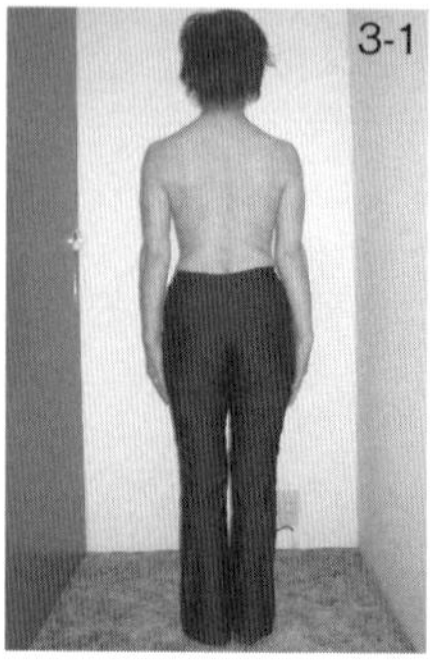

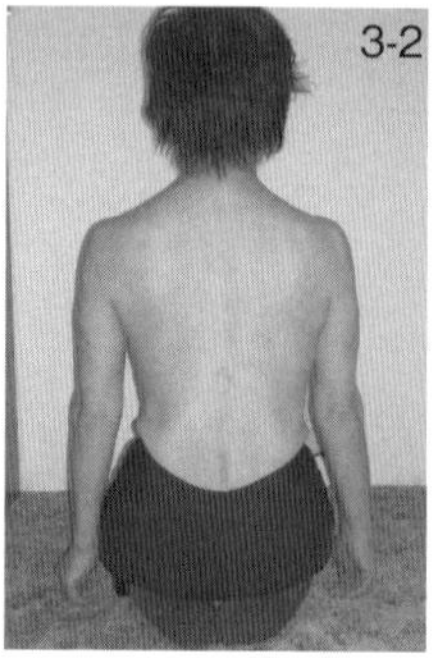

30 回治療後

【3-1】

脇の開きの差はありますが、ボディラインは差が少なくなり自然に「気をつけ」の姿勢になってきています。腰が伸び胸が張れるようになっているので、アゴを引き首が伸びたように見えます。


【3-2】

ボディラインの差が少なくなり、体全体が伸びてきているので前後のバランスも整ってきているのがわかります。

【先生からのコメント】

前述した体験談⑤の川野さん（92頁）や⑥の倉田さん（104頁）と同様に、松下さんも脊柱管狭窄症の手術で腰椎をボルトで固定していますが、他にも同様の手術を受けた患者さんが私の健康院には大勢お見えになります。

皆さんに共通しているのが、あちこちの整形外科や治療所で治療しても良くならず、最終的には医者の勧めるままに、腰骨を削ったり、ボルトで固定したりといった大がかりな手術を受けてしまっています。

皆さん整形外科医から、「症状は変わらなくとも手術は成功しているので、あとはリハビリで筋肉をつけなさい」と決まり文句のように言われ、痛む体で体操や水中歩行などを無理やり続けるために、余計に体を壊してしまうのです。色々なリハビリをしても良くならなかったのに、手術後、再び同様のリハビリを勧めるのはおかしいと思いませんか？

松下さんの場合も、チタンのボルトで固定手術という大手術を受けたにもかかわらず、一年も経たずに痛みが再発してしまい、さらに腰よりも危険な首の手術を勧められたようです。写真からも分かるように、松下さんの場合は、右下肢に症状が出ているにもかかわらず、体が大きく右に傾いていています。体が傾いていれば100％背骨も曲がっています。本当は曲がってしまった原因を見つけて改善していくほうが大事だったのではないでしょうか。

あと、膝に水が溜まった原因や痛みの原因は太りすぎと運動不足とありましたが、100％関係ありません。なぜなら、右の足腰が痛いということですが、それでは右側だけ太っているのですか？　右側だけ運動不足なのですか？　そんなはずはありません。

それならば、心臓病で長期間入院している人はみんな、膝に水が溜まっていなければおかしいということです。そんな話は聞いたことがありません。

また、体験談⑤の川野さんの様に、せっかくボルトを入れたのにも関わらず、再び取り出すという様な、何のために手術をしたのかわからない気の毒な方もよく来院されます。このような理不尽な手術による被害者をこれ以上増やさないために我々理学整体は整形外科の先生方にもこうした事実を知って頂きたいのです。

体験談❽

寝られない、食べられない。生きていく価値があるだろうか？

神奈川県　小菅貴久　24歳

【病歴】

平成10年　**中学のバスケット部で激しい練習。**1年で退部の後体重が急増で腰が不調。

平成15年　浪人生活で勉強中に背部に変調、だんだんひどくなる。大学合格で通学を始めるも症状が悪化し、休学するなど精神的にも追い詰められる。以後数年間、整体、整形外科などいろいろな治療所で治療を受けるが、なかなか効果が上がらなかった。

平成20年　母親が調べてくれて酒井健康院で初診。3回目あたりからみるみる回復。

現　在　度々休学した大学に復帰。遅れた勉強と就職活動で苦労している。

14歳でヘルニアの疑い

腰痛との付き合いは古く、話すと長くなるのですが、平成10年、中学生になってバスケットボール部に入部、毎日10時間も練習するようなハードな生活をしました。このときから両膝の状態がおかしく、骨にひびが入っていると医師に言われたことがあります。

腰痛との直接の出会いは、翌年、運動会の時です。大縄跳びの種目があり、私はこの大縄を回す役目になったので、長いロープを腕を大きく回して、また腰も落としてグルグル回しました。5、6度回したとき腰がグキッとして、今までにない変な感じがしたのです。

整形外科に行き見てもらったところ、

「ヘルニアっぽくなっているね」

と医師に言われましたが、半年間湿布と牽引などの治療を受け大事には至りませんでした。

バスケット部は中学2年で辞めましたが、その直後の夏休みに体重が急増して15キロくらい一気に増加。それが原因で腰に負担が掛かり痛みも出るようになりました。周囲から痩せるように言われて頑張り1ヶ月で13キロ痩せたところ、痛みもなくなりました。

背中が疲れる！　15枚も湿布を貼って授業に出席

平成15年に高校卒業となりましたが、受験に失敗して浪人生活になりました。長時間座って勉強する毎日が続いて、またしても体重が激増。そのせいか10月頃から背中の調子がおかしくなり、座っていると疲れるようになりました。

この頃には背骨をひねってゴキッと鳴らすクセが習慣化していて、それが顕著になって5分おきくらいに背骨の関節をひねってはゴキゴキならしていました。

そのうち疲れるだけでなく痛みも出るようになって、10月末には予備校に行くのもつらくなり、家で勉強をするようになりました。整形外科で検査するとヘルニアになっていると診断さ

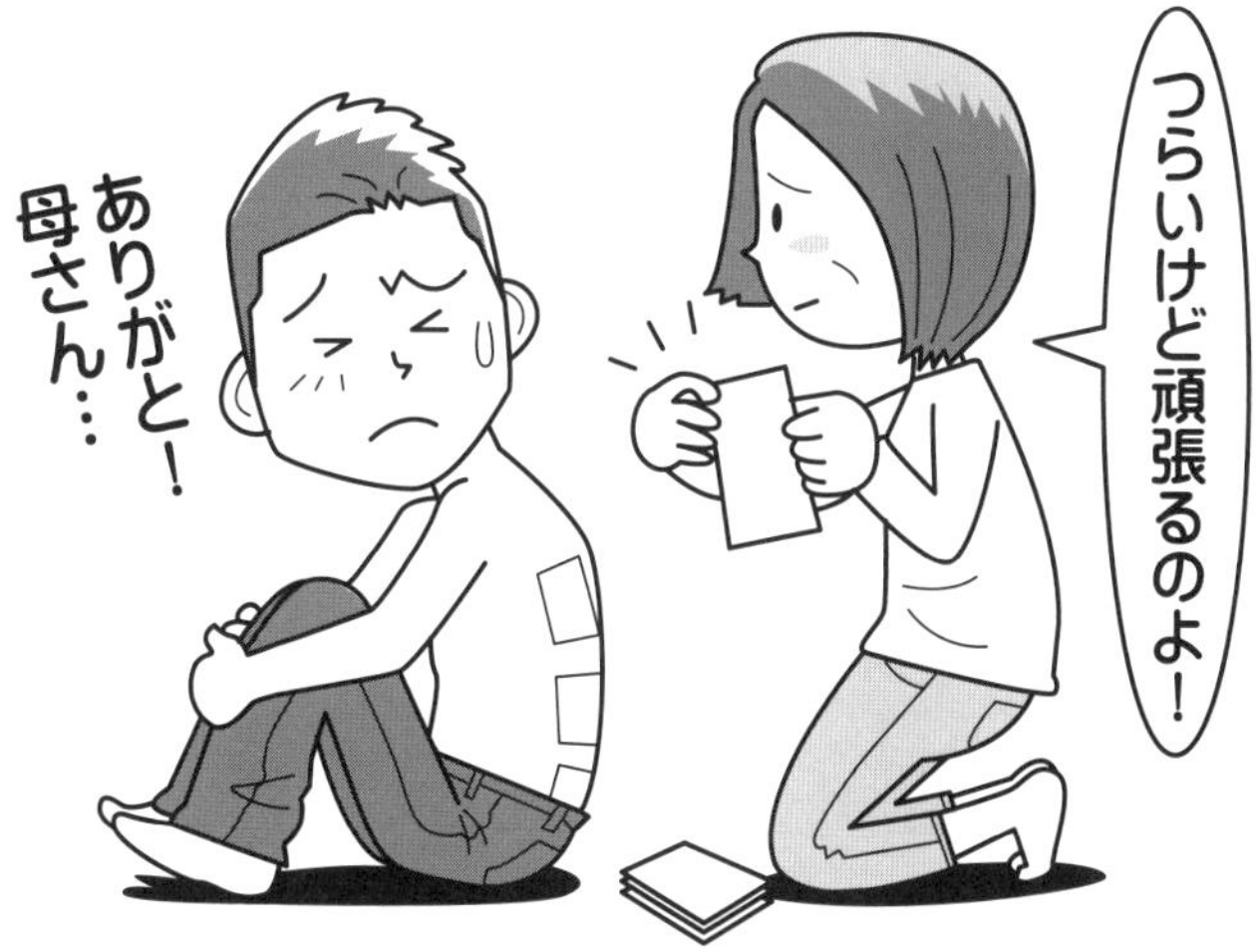

れ、痛み止めやブロックを勧められましたが、何もせずに今回も食事制限をして体重を落とすなど、だましだまし日々の生活をしていました。

平成16年、大学受験に合格し都内の校舎に通学を始めましたが、体重を落としたものの腰の調子は相変わらず、普通に座っているだけで背中が疲れるので、母に15枚の湿布薬を背中に貼ってもらい授業に出席するという状態でした。

授業は全部出席をしました。けれどもとにかく痛かったために頭に授業の内容が入ってきません。ただノートに書き写すのがやっとで、帰宅して落ち着いてから復習するということを1年間続けました。

■激痛のレーザー手術も改善は見られず

通学するのがつらく、12月になると寒くなって症状が余計ひどくなります。自宅から学校までの2時間が地獄のように感じられました。特にラッシュ時は周りの人が遠慮なくぐいぐい押してきますので、苦痛でガマンできません。

精神的にも参ってしまい、ついに両親に、

「もう通うのが限界です」

　と打ち明けて休学することにしました。

　こうした状態から自然に手術の方向に話が流れていきました。私は全身麻酔をかけ切開して行う、いわゆる普通のヘルニアの手術はやりたくありませんでした。そういう手術で車椅子生活になった人が周りにいましたし、効果もよく分かりませんでしたので、極力外科手術は避けようとインターネットで調べてみました。

　そこで見つけたのがレーザー手術でした。これをやってみようということになり、1月に県内の病院で手術を受けたのです。

　その病院の待合室で同時に手術した他の5人の患者さんは、

「すごくよくなった」

　という話をしていましたが、私はこのレーザーの手術中、麻酔が効いていないのではないかと思うくらい激痛で苦しみました。他の人とのパターンが違うと思ったのは術後も同じで、私の症状は改善されませんでした。

「この手術で痛みがなくなり、きっとよくなる！」

　と思っていたのに、逆に腰が重くなったようで、しびれは取れたのですが、激痛から鈍痛に変わった程度の変化です。

大学に復学するつもりだったのですが、まだ通学はとても無理。その結果、1年頑張って通ったのに、テストが受けられずすべての単位を落としてしまったのです。とても残念でしたが復学するため、他の良い治療院探しを始めました。

ブロック注射で何とか2年は過ごせた

この頃ちょっと有名な整体の先生が王子のほうにいまして、腰痛のスペシャリストと言われていたのでぜひ施術を受けたいと申し込みましたが、数ヶ月ほどの予約待ちです。私はもう動けない状態でしたので、自宅待機で順番が来るのを待ちました。

この先生の施術をようやく受けられたのが夏になってからでした。数千万円もするというウオーターベッドに横になりマッサージを受け、酸素カプセルに入るというような治療をしました。最初の頃はだいぶ筋肉がほぐれたように感じ、このまま良くなるのかなと思ったのですが、回数を重ねるにつれ痛みが増加するようになり、医療費も結構掛かりましたので費用対効果を考えやがて行かなくなりました。

少し動けるようになっていましたので、次はどうしよう？　今度は西洋医学の整形外科に行ってみようと、横浜の整形外科に行きました。

「君はブロック注射をしなさい」

と言われて2日間連続で2回ブロック注射をしました。この結果、疲れ感は残るもののありがたいことに痛みがなくなり、

「これは治った！」

と思いました。

そこで新学期から復学することを決心。学校では単位はとれなかったものの自動的に2年生に進級させ、2年生で2年分の単位をとるようになっていたので、背中に湿布を貼りながら一生懸命学校に通いました。

2年生のときに、やはり神奈川からの通学は大変なのでより近いところにあった学生寮に入り学校に通いました。3年生になるともっと学校に近い学生寮から通学し、何とか2年、3年生はほぼ順調に終えることができたのです。

■今度はブロック注射を境に地獄を見る

4年生になって、だいぶ体調に自信がついたので、これなら大丈夫かと再び自宅に戻ることにしました。退寮のため、調子よく荷物を運んでいましたら、

「ウッ!?」

と軽く腰に痛みが走りましたが、そのうち治るだろうと放っていたのです。これが悪かったのでしょうか。

4年生は授業が応用の授業となりレポートが多く、本や資料の持ち帰りがきつかったのとやはり座りっぱなしの勉強から、腰が徐々に悪くなっていきました。

これまではずっと右側がおかしかったのですが、今度は左側がおかしくなって足のほうにも痛みが出るようになり、坐骨神経痛ではないかと嫌な予感です。それでも何とか5月くらいまで頑張りました。

ところが痛みはだんだんひどくなり、次第に歩行がきびしく、大学に行く途中に坂道があるのですが、これが登れなくなりました。精神的にも追い詰められて教授にも相談したのですが、理解を得られず冷たい対応をされました。授業はグループ単位で全員出席でなくては

ならない、ということも言われ、自分の痛みを誰も理解してくれないという気持ちから精神と肉体とどちらも追い込まれた状態になり、両親に、

「これ以上は通えない」

と打ち明け、再び大学に休学届けを出しました。

それからは母親も一生懸命治療所を探してくれて、脊椎矯正法のすごい先生がいるというので施術を受けてみました。ここは本当にすごいところで、４～５人の整体師に体を押さえつけられ、掛け声をかけながら気合を入れて矯正術をやられるのです。翌日は痛みが半端じゃなく動けなくなって、１回で止めました。

以前のブロック注射にも行きましたが、院内の待合室で３～４時間は待たされます。順番を待つだけでしんどくなりました。やっと順番がきて診てもらいましたが、うつ伏せの姿勢がとれません。医師からも、

「相当ひどいね」

と言われました。

なんとか、ブロック注射をしてもらい帰りましたが、２日後あたりを境にこれまでとは症状が全く違う地獄のような状態になったのです。

■このままでは生きている意味があるのか

　これまでは何とか自分でトイレにも行けましたし寝ることもできました。ところが今回はどんな姿勢をとっても痛くてがまんができません。寝てもダメ、立ってもダメ、トイレにも行けない。食事をするとトイレに行かなくてはならなくなる。それが苦痛で食事をするのがダメ。まったく寝ない、食べない、動けないそんなひどいことになってしまったのです。

　ネットで何か違う分野の治療法を探し横浜のカイロはどうか、ということで連続で何日か通いましたが、全く効果がありません。もう通院するのが苦痛になります。そこの先生からも腰の曲がりがひどく「手をつけられない」と言われ、この間約1週間、寝ない、食べない状態が続いたので、とうとう両親が救急車を呼んで市内の病院外来に行きました。ところがそこの医師からも、

「どうしたものか…」

　と匙を投げられる始末。痛み止めなどで止まる状態ではなく、少しはよくなるかもというので筋肉への注射をやりましたが、効果などまったくありません。打つ手がなくどうしようもありませんでした。

手術や神経根ブロックを勧められましたが、どちらもやりたくないと拒否しました。私はこの1週間ほど寝ていないことから、とにかく寝かせて欲しいという気持ちでしたので、本当は嫌でしたが座薬を使い2時間ほど寝ることができました。2時間でも寝ることがこんなに違うことなのか、と思うほど疲れきっているのが自分でも分かりました。

薬剤師には「その座薬は強力で危険な薬」と言われてなす術がなく、このままでは生きている意味がないとまで考えるようにもなりました。

3回目で散歩ができた

そうした状況に母親も一生懸命、いろいろな

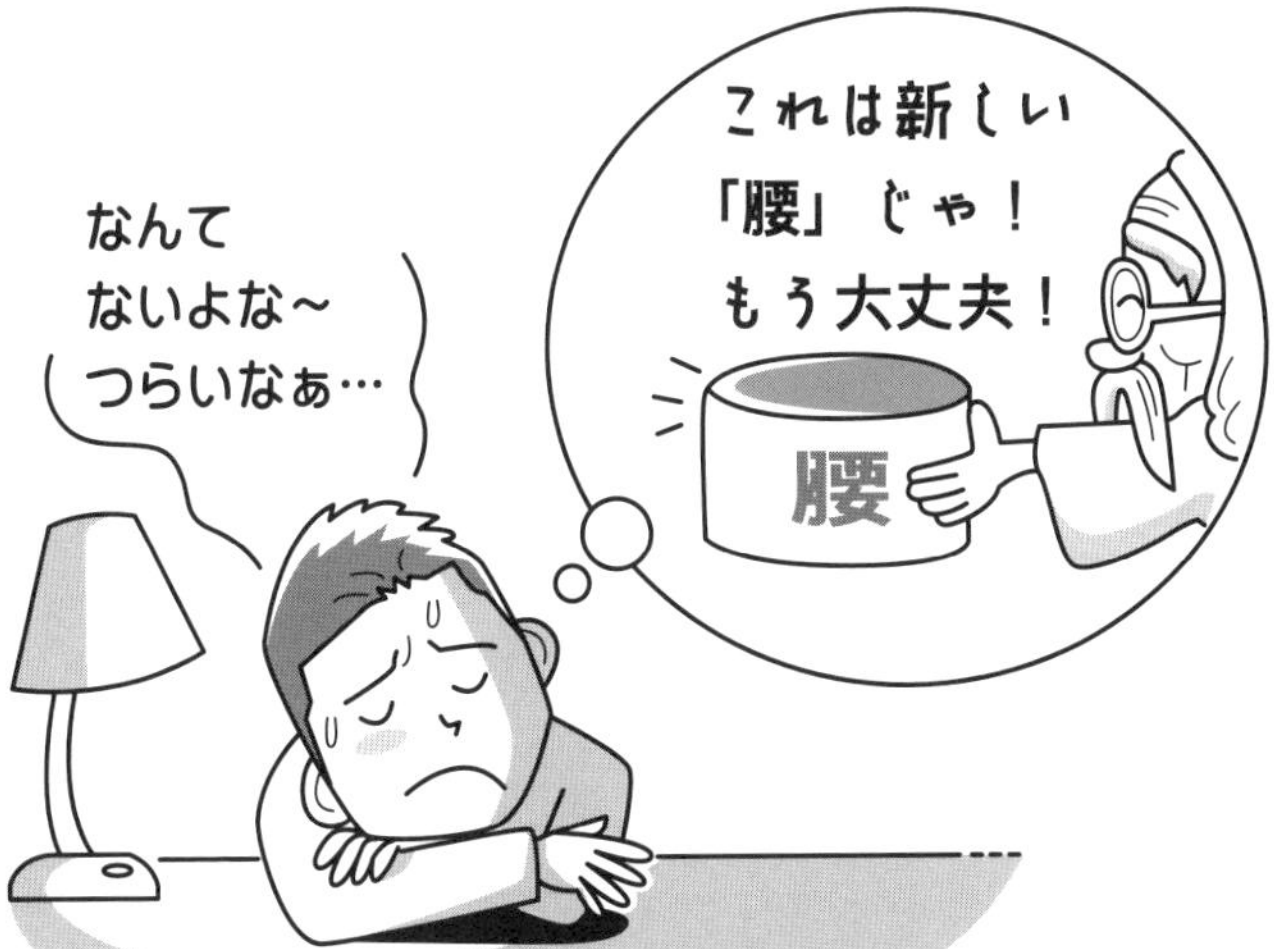
なんて
ないよな～
つらいなぁ…
これは新しい
「腰」じゃ！
もう大丈夫！
腰

治療所を探してくれていました。あるとき、図書館で酒井先生の本を見つけて持ってきてくれました。読みましたら、まさに今の自分の症状と同じような人の話が出ています。とても感激して、

「この先生に賭けよう！」

と即断して平成20年8月に酒井先生の初診を受けました。

本では無痛治療ということが書かれていましたので、痛いことはされないだろう。そう思いながらも、これまで痛い治療をされて余計症状が悪化した経験から半信半疑で施術を受けました。ところが酒井先生の施術は、

「これで？　本当に治るのだろうか」

そんな印象を持つほど、何をしたかわからない様な負担の軽い治療でした。

初回の施術では少し改善があったのかもしれませんが、正直よくわかりませんでした。けれども施術は痛くありませんでしたし、2、3回通ってみないと本当のところは分からないと思い、続けて通いました。

すると本に書かれている通り、3回目の施術であれほど痛かった痛みがほとんど治ってしまったのです。最初は治療院に来るのに母親に付き添われながら歩くのが精一杯でしたが、

3回目で痛みがほとんどとれるまで回復、一人で散歩ができるまでになり、自分でも信じられないほどです。

現在、平成21年4月は一番ひどい痛みを10とすると0・01くらいのレベルにまで改善。3回目くらいで1000歩くらい散歩ができるようになりましたが、今は2万5000歩くらい歩けます。歩くのはすでに習慣化して当たり前になり、今では全力疾走は無理としてもジョギングはできます。

■幼児期の体験に原因があったのか？

私は中学校の運動会のときからヘルニアだと言われてきたわけですが、なぜ、そうなっ

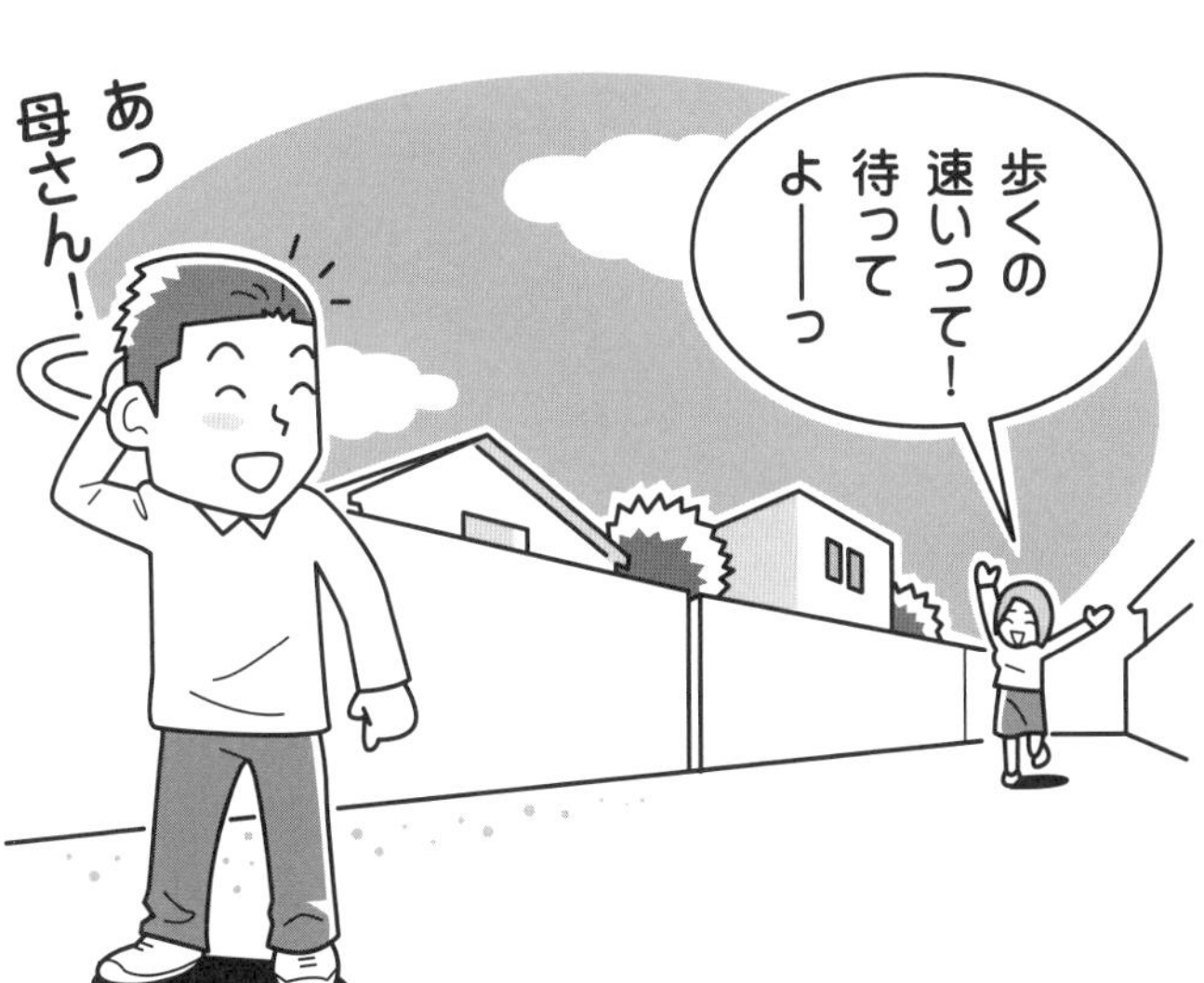

たのかといろいろ考えてみました。いくつか原因があるように思いますが、一つは5歳のとき右肩を脱臼したのに気がつかないで放っておきました。そのせいか右肩が今でも変で、そのために体のバランスが崩れていったのかもしれません。

それから膝にひびが何度も入ったことがあって、それが原因と思いますけれども靴の減り方が変で靴は特別注文してつくっています。これも幼児期のことが影響しているのではないかと思っています。小さい頃、サークルの歩行器で無理やり立って歩いていたらしいのですが、そうしたことが後々に影響しているのではないか、思い当たることがいくつかあります。他にも昔から姿勢が悪いとか、右足がゆがんでいるとか、歩き方が変だとか、いろいろ言われていました。

しかし、過去をふり返っても、こればかりはどうしようもなく、そうしたことも含めて体を治していただける酒井先生に出会えて、本当によかったと思います。もしあのままだったら精神的にも参ったかもしれません。

一番状態が悪かった時は、絶望感から「生きていても意味がない。生きてゆけない」と思っていたので、どん底から救っていただいたと感謝しています。

<後座位>　　<後立位>

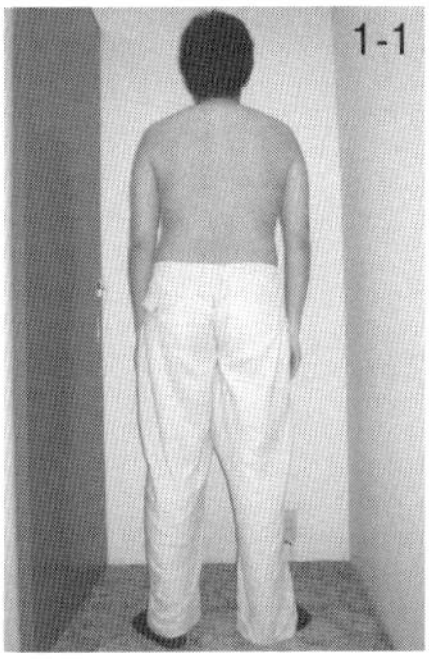

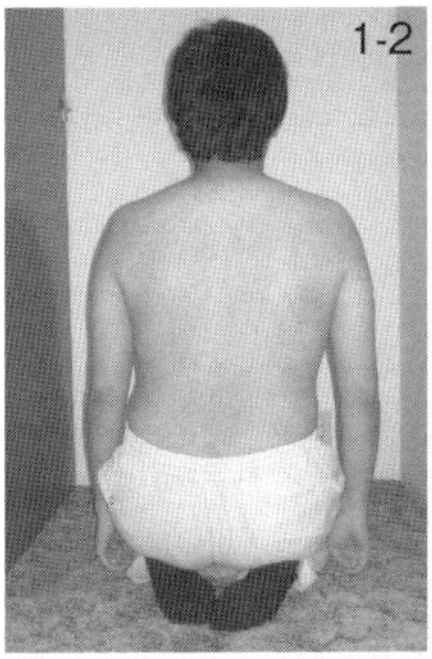

初回治療前

【1-1】

ボディラインの差からわかる通り、胴体の左右バランスが狂っていて骨盤を後左方に突き出し、上半身が前のめりの状態です。したがって左右の脇の開きが違います。


【1-2】

体の軸である背骨のラインがねじれているのがわかります。その結果、床に置いた手の位置が左右同位置ではありません。また肩甲骨付近の膨隆の差がハッキリわかります。

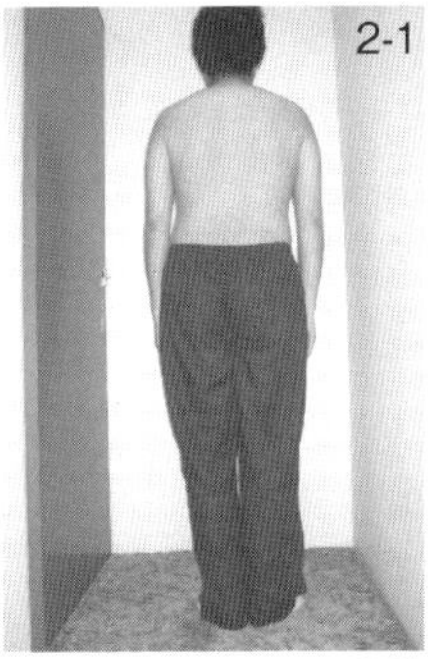

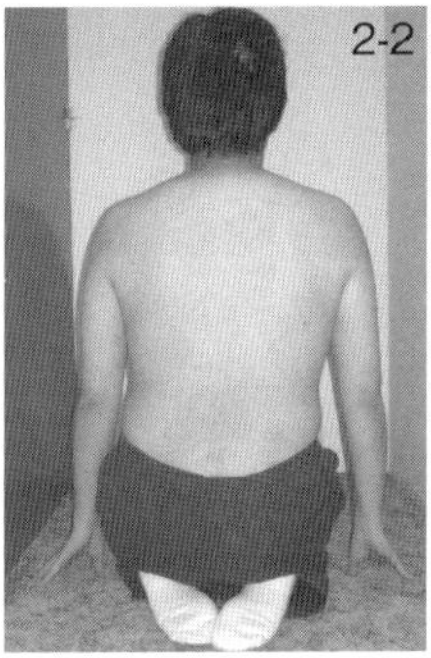

4 回治療後

【2-1】

両足を開いてふんばる姿勢ではなくなりました。左右の脇の開きの差は残りますが、骨盤の位置が戻りつつあり、重心が安定してきています。


【2-2】

上半身の前のめりが、やや解消されています。肩甲骨の膨隆の差も少なくなりました。

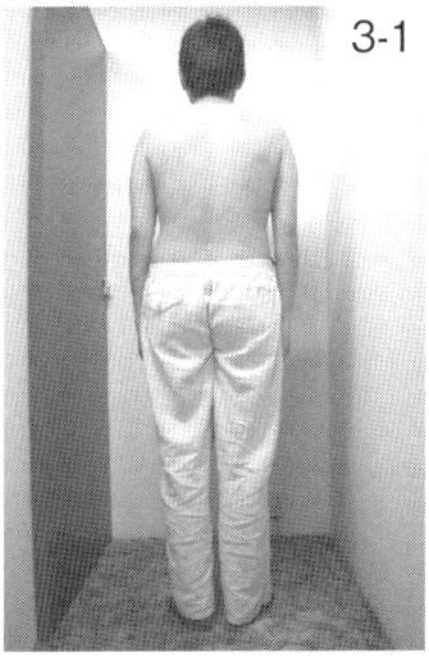

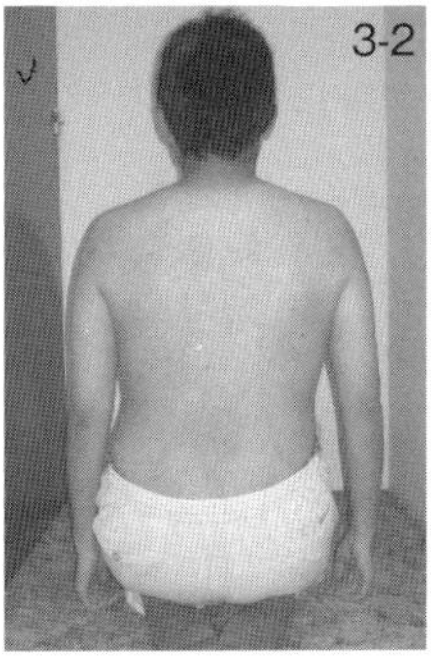

30 回治療後

【3-1】

上半身の前のめりが起き上がりつつあります。その結果、背筋が伸び背骨のくぼみが戻ってきました。


【3-2】

かなり上半身が起き上がった結果、背骨のラインにくぼみができました。手の位置の左右差はまだ残りますが、床からかなり手の位置が上がったのは、手が短くなったわけではなく背筋が本来の状態に伸びたからです。

【先生からのコメント】

最近、レーザー治療を受けて来院される方が目立って増えてきました。今では年間20～30人の方が治療を受けに来院されます。

切開手術と違い、「レーザー手術は簡単で副作用がなく1回の治療で80％が治る」とのおいしい言葉に期待して、40～90万円の治療費を払ったのに…改善どころか、そのまま動けなくなり1ヶ月も入院したという患者さんもおりました。

それどころか、２００６年2月に頚椎のヘルニアでレーザー治療をした歯科医師が治療後に激痛が始まり11日後に死亡したという悲惨な事実も、新聞・週刊誌の報道で話題になりました。それを思えば、小菅くんは痺れが取れただけまだマシだったわけです。

ですが、症状の原因であるヘルニアをへこませる手術は成功したのですから、やはり全ての症状が取れないとおかしいですし、切開手術と同様にレーザー手術もリスクがあるということを知ってください。また、ヘルニア、脊柱管狭窄症、すべり症など、腰痛の90％は肥満が原因だという「常識の間違い」がまかり通っています。しかし、それは全く関係がありません。やせていても、ヘルニアや狭窄症、すべり症で苦しんでいる方はいるのです。

痛みに耐え、我慢して一生懸命勉強しようとしたあなたのその姿勢は立派ですが、その結果いろいろな治療をしたために、かえって悪化させてしまったと思います。

小菅くんのように、苦痛の日々が長く続いて万策が尽き、明かりのないトンネルに入ったとき、自分自身を追い込み、ノイローゼやうつ病になり、しまいには死すら考えるようになってしまうのです。

ご両親も、小菅くんの悩み苦しむ姿を見て替われるものなら替ってあげたいと、胸を痛めておられたと思います。その思いが、酒井健康院との出会いに繋がったのではないでしょうか。ここ数年は本当に地獄であったかも知れませんが、それも長い人生の通過点と思って、これからは安心して社会に羽ばたいてください。

体験談❾

手術は万能ではなかった

山口県　村田聡子（仮名）78歳

【病歴】

18年位前　本格的に膝の症状が悪くなり、正座ができず椅子に座って仕事をしていた。

平成18年　腰痛が激しくなり、主治医からは**脊柱管狭窄症、すべり症と診断**。

平成19年　膝痛のため酒井健康院を受診。

平成20年　腰痛激しく歩行困難となる。主治医の勧めで広島に行き手術を受ける。

その後、やはり膝の痛みがあるので酒井健康院に通院。

手術に関しては先生に怒られる。

現　在　膝痛が徐々に改善。月に1回程度施術を受けている。

仕事の関係で昔から膝が悪かった

私は、昔から長時間正坐をしなければならない仕事をしています。今から18年位前から本格的に膝痛が始まって、徐々に正坐ができなくなり、とうとう椅子に座って仕事をしなければならない程ひどくなりました。

それでも貼り薬をしたり（でもこれはかぶれるので止めましたが）、関節注射、塗り薬で痛みをごまかし、あるいは自分で足の運動などをしていました。

平成18年頃、腰に痛みがあったのがひどくなり、もう十数年来お世話になっている主治医（内科、外科）の先生に相談して検査をお願いしました。結果は「腰椎変性すべり症」と「腰部脊柱管狭窄症」と診断されました。

主治医の先生は、

「早く手術をしないと、そのうち歩けなくなるし、排尿・排便もできなくなるよ。寝たきりになったら大変だ」

と言われたのですが、自分の友人でやはり腰の狭窄症の手術をして車椅子生活になった人を知っているので、とにかく手術は避けようと2年間辛抱をしていました。

酒井先生にも腰のことは言わなかった

腰もさることながら、膝痛は仕事にも影響をしてきます。何とかしなくては、と思っているときに酒井先生を紹介している記事を新聞で拝見。酒井先生なら治していただけると思って平成19年5月、膝痛改善を目的に受診をしました。

私は足の状態が悪いため、ひとりで公共の乗り物に乗るのが無理ですので、息子が仕事の休みに車で連れて行ってくれます。したがって通院の日にちが限られてしまうのです（月1回）。今思えばきちんと治す機会を逃していたように思います。それでも酒井先生に施術をちょっとやってもらっただけで、正坐がしやすくなりますが、また数日すると元に戻ります。

それは酒井先生もそのようにおっしゃって、できるだけ最初は根を詰めて通って欲しいとおっしゃいました。

けれども私は行きたくとも、自分ひとりでは酒井健康院まで行くことができず、息子に連れて行ってもらう立場から何とも思うように行きません。そうこうしているうちに、腰のほうの痛みがひどくなって歩行のほうにも影響が出てきました。この腰痛については酒井先生にはお話をしていませんでした。

広島に行って手術を受ける

先に主治医の先生から早く手術をと言われながら、ごまかしの生活をしてきたのがたたったのか、どうにもならなくなり主治医の先生に診ていただくと、

「それごらん。だから言ったでしょ。このままじゃ寝たきりになる。手術するなら腕のいい先生がいる」

と言われて紹介を受け、車椅子に乗って新幹線で広島の病院に行きました。

広島の病院で担当医から手術前の説明で、

「手術をする時期が2年遅れたね。靭帯がだいぶ固くなっている。ちょっと時間はかかるが完全に治る。ただし痺れは必ず残る」

と言われました。

本当は手術が嫌でしたがこれで元気になれるならと思い、手術を決断しました。

手術は、私にはよく分かりませんが、内視鏡手術で、固くなっている靭帯を切除するというもので、３週間の入院で自宅に帰りました。

帰宅後は

「20分は歩きなさい」

と言われていましたので、リハビリのために歩きました。けれども膝が痛くなり、そんなに歩くことができません。主治医に相談すると、

「あなたの場合はそんなに歩かなくていいよ」

とのこと。少し指示が違っているのでとまどいました。

退院1ヶ月後に検査のために再び広島の病院で診ていただくと、術後の状態は上々と太鼓判を押されました。手術は大成功だったようです。

手術前はお客さんが来ると四つん這いのようにして、応対していたのが手術後はサッ、サッと立って応対ができるようになりました。それとひどかった腰痛もなくなりましたので、手術自体は私の場合よかったと思っています。

■酒井先生に怒られた

けれども膝痛は治らず、正座もできません。これを治すのは酒井先生しかいないと思い、息子に頼んで酒井健康院を再受診しました。先生に腰痛と腰の手術のことを話すと、

「なぜ手術をしたんだ！　こちらにきていたら手術をせんでも治せたのに…」

と怒られてしまいました。

酒井健康院に通い出すと、膝痛も数日間は改善されて正座も完全ではありませんができるようになります。そして、手術をしても残っていた痺れも徐々に取れてきているのです。毎日のように行ければもっと完璧に治るのかもしれませんが、何しろ息子の車が頼りです。健康院に行きたいのはやまやまですが、息子も仕事の関係で1ヶ月に1回岐阜に行くのが精一杯。それでも酒井先生を信頼していますので、これからできる範囲で通院していこうと思います。

酒井先生も広島の担当医も痺れはなかなかとるのが難しいとおっしゃっています。現在、左足に痺れが残っています。ただ健康院から帰ると私の顔つきが明るく変わるそうで、息子からも喜ばれています。息子には、海外旅行にでも行こうと誘われていますが、その都度「旅行に行くくらいなら、酒井健康院に連れて行って」と答えています。

<後立位>　　<後座位>

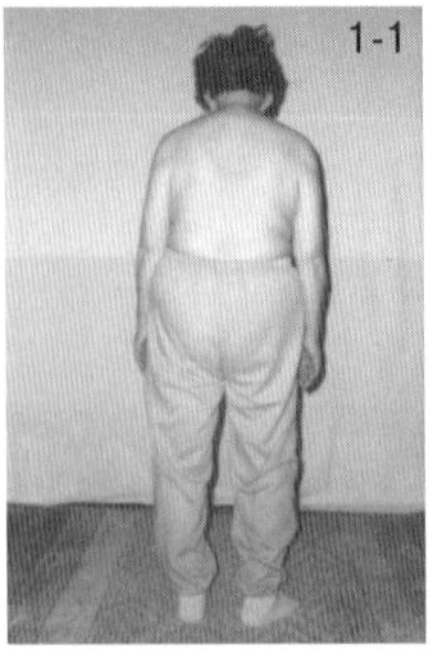

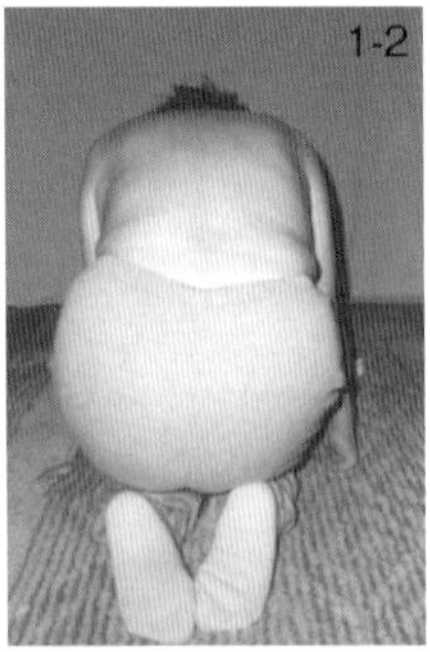

初回治療前

【1-1】

随分背中が丸くなり、顔が下を向いています。左手が右手に比べ前に隠れており、両足つま先の向きの差とともに、体全体が右に向くようにねじれています。


【1-2】

正座をしていただいたのですが、カカトとお尻がくっつかず、体重が乗せられません。両手の位置から体も左に傾いているのがわかります。

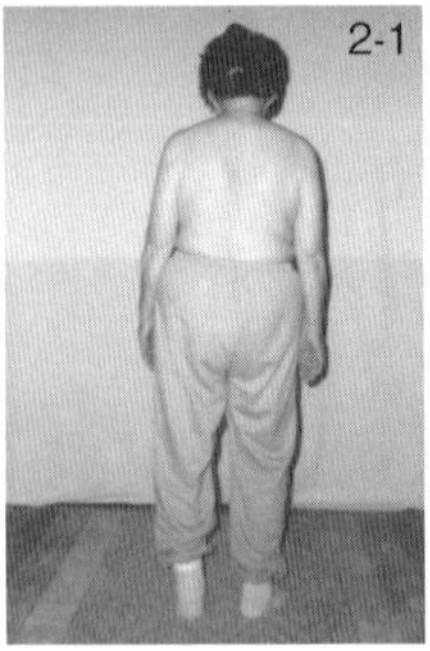

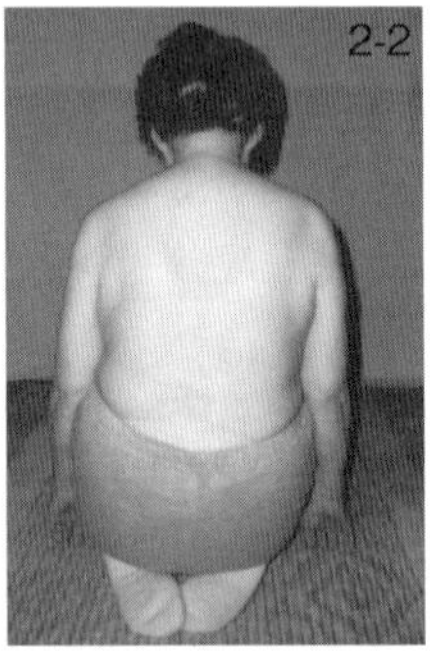

初回治療後

【2-1】

背中が伸びてきて両脇に隙間ができました。これにより全体に体が細くなっているのがわかります。


【2-2】

完全ではありませんが、1回治療しただけで手を放しても正坐ができるまで回復しました。これだけでも膝関節の変形や軟骨のすりへりのせいではないのがわかります。

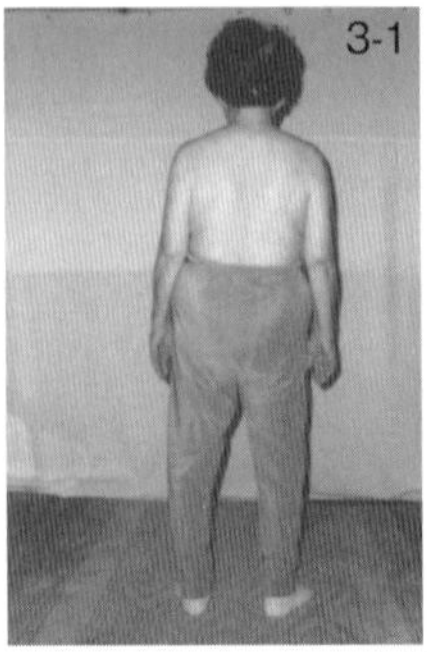

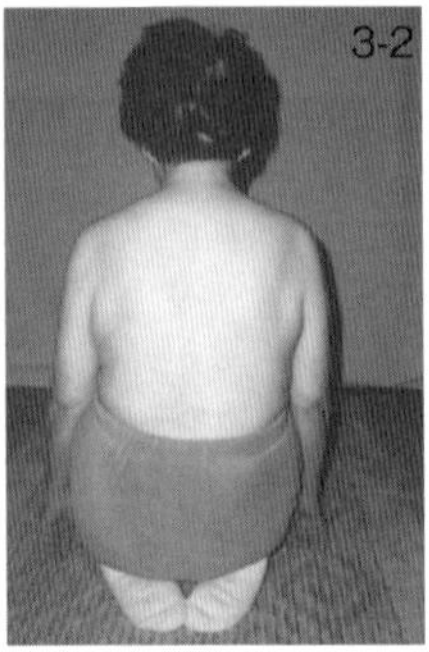

10回治療後

【3-1】

顔が上がり、腰が伸びたので両手が体の横についています。


【3-2】

顔が前を向けるほど、上半身が起き上がってきました。正坐がしやすくなったと同時に、腰がしっかりしており、はじめとは全然違うのがわかります。これが本来の姿ですが、初回の1-2のような状態では誰が見てもおかしいと思うはずです。

【先生からのコメント】

前にも書きましたが、理学整体では患者さん一人ひとりの、体のどの筋肉に異常があるかを調べ調整していきます。

決して腰が痛い、膝が痛いからといって痛い箇所だけを治療するわけではありません。膝を支配する神経は腰から出ていますので、膝を治すには大本である腰を治す必要があるのです。村田さんもやはり、選択肢のない状態で「歩けなくなる」「寝たきりになる」と整形外科の先生に脅されたようです。このように、安易に手術をして車椅子生活を余儀なくされた人たちはどれくらいいるのでしょうか。少なくともその人たちは、手術をしなければよかったと後悔しているはずです。

村田さんの場合も、手術を含めて3週間入院をするのであれば、その期間を我々のところで集中的に施術をすれば、体の変化が大きかっただけに、膝のみならず、腰も治ったであろうと残念に思っています。

確かに、手術をして痺れは残ったものの、ひどい腰痛が改善されたわけですから手術は成功だったのでしょう。しかし、それならばなぜ膝の痛みが治らず、また正坐も困難なままなのでしょうか。

村田さんのように膝の症状で来院される患者さんの多くは、「歳のせいで軟骨がすり減っている」もしくは「膝が変形している」あるいは体験談⑦の松下さん（115頁）のように、体重や運動不足のせいだと言われているようですが、先ほども言いましたが、腰と膝は深く関係しており、膝を曲げる時は太ももの裏側（ハムストリング）、伸ばす時は前側の筋肉が働きます。

それらが正しく働くことで、膝をスムーズに動かすことができるのです。村田さんの場合も、それらの筋肉を調整すれば、治療後はかなり正坐ができるようになります。

結局は、年のせいとか軟骨が減った、もしくは膝関節の変形による症状などではなく、関節の構造自体の問題を解決してあげることが重要なのです。

手術した後も私を頼って来ていただいているわけですから、村田さんの笑顔がずっと続くように、私も精進していかなければなりません。

体験談⑩

まさにゴッドハンドだったな！

大阪府　片山　宏（仮名）16歳

【病歴】

平成19年　10月に急に腰痛を発症。そのまま放っておいたが年末にひどくなり鍼治療。

平成20年　1月に歩くのが苦痛になり、MRIで**軽いヘルニア**と診断。痛み止めとコルセット、鍼治療を継続。

3月中旬に寝たきりで動けなくなる。岐阜の健康院を受診。高校に入学したものの、式のみの出席で通学は断念、一年間休学し、治療に専念する。3ヶ月間毎日施術を受け、5月からは普通に動けるようになる。6月からファミレスやコンビニでアルバイトをしたが、痛みはない。

現　在　改めて高校一年生活をスタートする。特に問題はない。

■ 高校新一年生を休学して施術に専念

平成19年の10月、中学3年生でした。急に腰が痛くなりましたが、たいしたことがないと放っていたんです。そうしたら年末になって再び痛みがひどくなったので、接骨院の鍼治療に通いました。

翌年1月になってもとにかく腰が痛くて、類人猿のように腰と膝を曲げて歩くようになってしまいました。鍼の先生が、一度病院でＭＲＩを撮って来いというので2月に病院でＭＲＩを撮りました。

病院の医師によるＭＲＩの所見では、椎間板ヘルニアだが比較的軽いほうだと言われました。痛み止めを処方され、コルセットをするようになりました。ＭＲＩをしてからまた鍼の先生の所に戻り3月くらいまで治療を受けています。

年が明けてからは高校受験になりましたので、毎日、勉強を一生懸命やっていたのですけれど、試験が終わった3月中旬にさらに痛みが激しくなって、寝たきりのような状態になってしまいました。動けなくなって食事も寝たまま、階段も2階からは転げ落ちるような感じで降りたりもしました。

この頃は痛みがあまりに激しいので、どこがどのように痛いかもハッキリとは分かりません。母親がとても心配してくれあちこち治療所や整形のいい先生を探してくれていましたが、たまたま本で酒井先生のことを知り、ここに行ってみようということになりました。

平成20年3月26日、父親の車に蒲団を敷き横になって岐阜の健康院に行き、初回の施術を受けました。この日は2回の施術を受けました。一緒に行った両親が酒井先生の施術の考えに納得できたので、酒井先生に続けてやっていただこうということになり、そのまま近くのビジネスホテルに1週間滞在。毎日施術を受けました。

1週間して、いったん家に戻りました。高校の入学が決まっていて新学期が始まるのですが、いまだ寝たきりの状態でとても机に向かって勉強できる体調ではありません。そこで長期戦を覚悟し、また、治療に専念するため1年間の休学届けを出しました。態勢を整えてから健康院の近くのアパートに母と二人で3月〜6月まで移り住んで、毎日健康院に通い、1日2回ずつ施術を受けました。

■3ヶ月たらずでほぼ完全に痛みから解放される

1ヶ月ほどすると、初回の写真では体が左にひどく傾いていたのが真っ直ぐになるのを確認しました。痛みもこの頃には楽になっていました。以前は市販の痛み止めを1日2回服用というのを痛みが引かないため増量して1日4回も飲んでいたのですが、先生から「寝る前には薬の服用を減らしてみたら」と言われてそうしたところ、薬なしでも夜中の痛みを感じませんでした。

それから半月後には痛み止めの服用を止めましたが、強い痛みはなくなりました。まったく痛みがなくなったのはその年のゴールデンウイーク明け頃で、動くことも普通にできるようになりました。

6月になって、酒井先生から帰宅の了承が取れて自宅に帰りました。それ以来、岐阜の健康院には行っていません。そのかわりに、大阪のお弟子さんに施術していただき、さらに酒井先生が月1回大阪の研修会に見えますので、その時を利用して施術してもらっています。今は痛みが治まっていますので予防の意味でやってもらっているのです。

6月より、自宅に帰りましたが、学校には1年間の休学届けを出していますのですることがありません。小遣い稼ぎでもと思い、最初はファミレスの厨房のアルバイトを数ヶ月やりました。ところが立ち仕事でハードなものですから、ちょっと腰に良くないと思いアルバイト先を変え、今はコンビニ店員のアルバイトを見つけてやっています。

現在はどこもまったく痛いところがなく、完治したという状態です。酒井先生の治療は、他の治療と違って痛くも痒くもなく、

「ほんまに、何やってるんだろう」

と思いました。現実に激しい痛みから救われ、高校生活を支障なく過ごせるほど治っているのですから、まさに「ゴッドハンド」だということが分かりました。

以前、痛みがひどいときに、整形外科で2回目のＭＲＩを撮ろうとしたことがありました。でも混んでいたので、先に医師の診療を受けた時に、

「最終的には手術をしなくては治らない」

と言われました。その時は母親が酒井先生の本を手に入れて読んでいましたので、

「こんな本がありますが」

と医師に見せたら、

「そんなもので治るわけがない…」

とはねつけられてしまいました。

患者は選択肢が一つしかありません。整形外科の医師が手術だと言えば、手術をすることになってしまうことが多いと思います。あの本を読んでよかったなあ、と思っています。今思うと、酒井先生の本に出会わなかったら手術をやっていたでしょう。

<後立位>　**<後座位>**

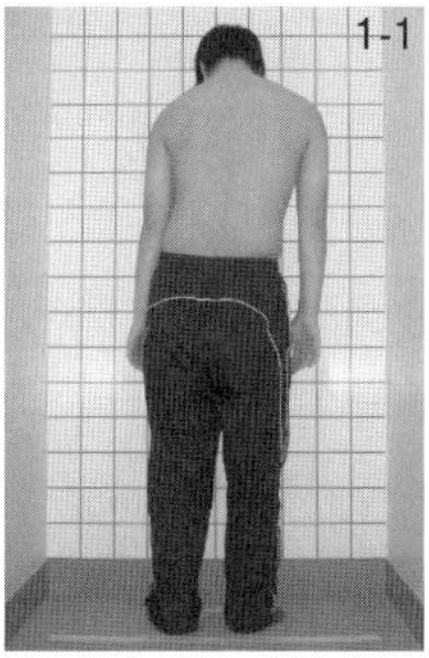

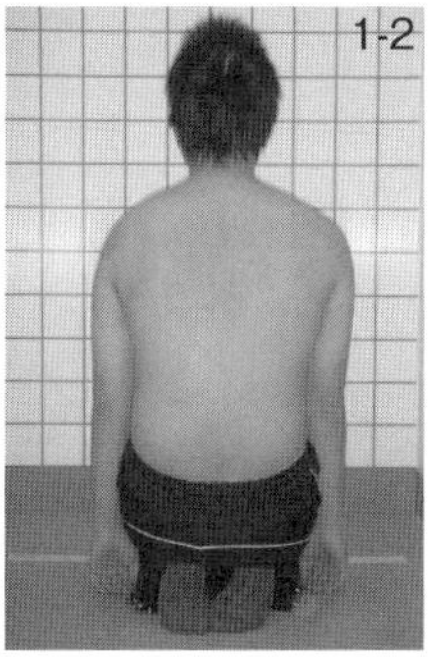

初回治療前

【1-1】

見ただけで立つのがやっとというのがわかります。お尻は左後方に突き出し、前かがみ、さらに右に傾いており、体を真っすぐに支えられません。


【1-2】

座位では、胴体の傾きやねじれはあまり分かりませんが、前後の筋肉の伸縮異常の結果背筋が丸く骨盤が下がり、肩が前に突っ込んでいます。足の向き方が左右揃っておらず、体の重心が中心にありません。

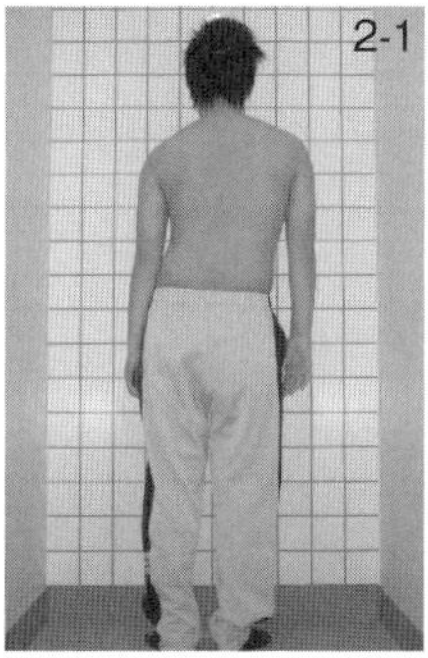

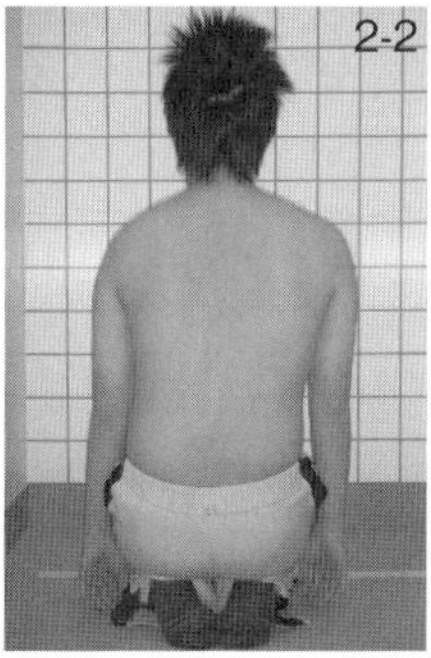

21 回治療後

【2-1】

初回と比べて上体がかなり起こせるようになったのがわかります。顔が前を向き幾分か立ちやすくなったようです。


【2-2】

腰付近の丸味みがなくなり、その結果体が全体に細くなった印象を受けます。足の向きは揃いましたが、お尻の位置は左にズレています。

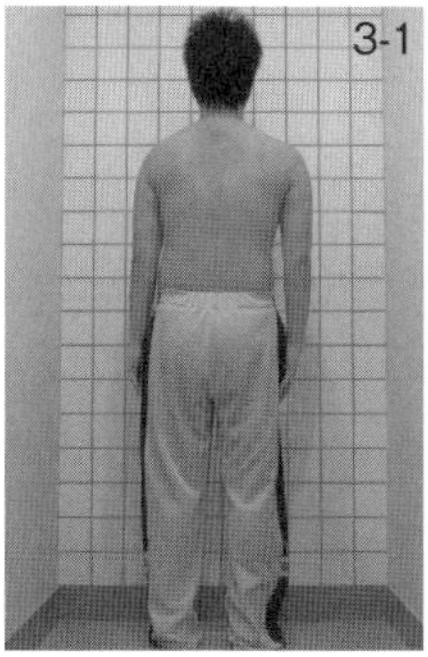

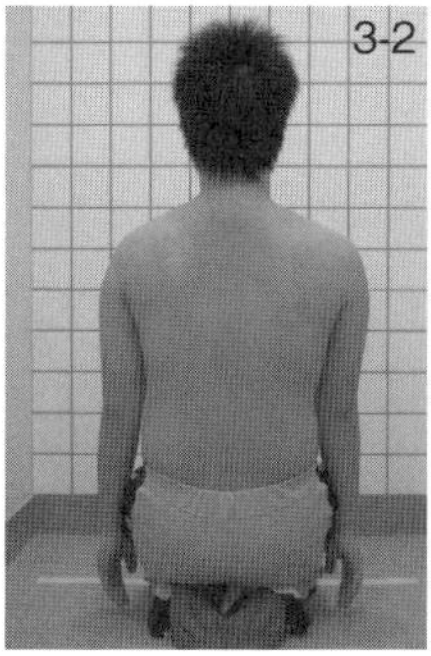

139 回治療後

【3-1】

胴体の曲がり、ねじれがかなり真っすぐになり、それに伴い肩の左右差や左後方に突き出したお尻が本来あるべき姿に整ってきたことがわかります。


【3-2】

体全体の左右差が揃い、体の軸が中心にあるのがわかります。腰が伸びアゴを引くようになった結果、首が伸びたように見えます。1-2 の状態より体調が良さそうに見えませんか？姿勢は体のその時の状態を現わす映し鏡なのです。

【先生からのコメント】

片山くんの場合は、まだ15歳の若さでこれだけの症状、これだけの壊れ方はめずらしいと思います。初診の時に写真を撮るのですが、後ろ向きで立っている写真では骨盤が右に傾き、お尻は左に突き出しながら腰から首にかけては左に大きく弯曲しています。

1〜2分で元気な人でも痛くなるような実に複雑な壊れ方です。まるで、ひとりでコブラツイストをしているようです。

彼が治療の際、仰向きに寝て症状のある左足は、かかとを床から3センチも持ち上げることができないほどのひどさでした。一年間休学してわざわざ岐阜に移り住んでまで、私を信頼して理学整体の集中治療にかけてくれたことを本当にうれしく思います。

このような重症患者さんを治すというのは、治療師として最高の醍醐味です。たった数ミリのヘルニアによってできるような形の壊れ方や症状だとは思えません。何かすごい力が働いて壊れたのではないかと思います。だとすれば、手術をしても改善が見られなかったのではないか、また、もっと苦しむ結果になっていたのではないかと思われます。この本をご覧になった方には、理学整体が言う「形（姿勢）の壊れ方、動きの異常」にもっと関心を持ってもらいたいものです。

体験談⑪

手術前の入院中の、病院の本屋で酒井先生の本に出会う

埼玉県　藤波亮子（仮名）43歳

【病歴】

大学時代　寝ていると背中がえび反りになっているように感じ、少し痛みもあった。整形外科でＭＲＩ、**椎間の軟骨が他の人より薄い**ので、腰に負担が掛かるといわれる。

就　　職　新入社員時代に重いものを持ちギックリ腰。全国的に有名な先生にかかり治ったつもりになる。それから2、3年おきにギックリ腰となって慢性化。いろいろな整形、治療所で治療を受けるがはかばかしくない。

平成14年　突然左足に激痛、国立系の病院でＭＲＩ。椎間板ヘルニアと診断。ブロックで治らなければ、手術と言われる。ブロック注射効果なく手術をせざるを得ない状況に追い込まれる。

病院内の本屋を車椅子で通ったときに酒井先生の本を見つけ、購入して読む。直ぐに予約を入れる。

平成15年　年が明けて直ぐに酒井健康院で初診。説明に納得して通院。3月には職場復帰できた。

現　在　ごく普通の生活ができている。たまに腰が重くなると健康院で施術を受ける。

■新入社員で率先して重いものを運び腰を痛める

大学時代のことです。とても感覚的なことなのですが、寝ていると真っ直ぐにしているつもりなのに、背中が反り返っているようなえび反りの感じがしていました。少し痛みもあったように思います。

ちょうど、就職活動を始めたころで、職種の制限などがあってはいけないと知人から紹介状をいただいて整形外科の名医の所でレントゲンやMRIを撮ってもらいました。

先生の診断では、もともと私は背が高く、そういう体格の人は腰に負担がかかりやすいということと、私の場合はとくに椎間の軟骨が薄く、たとえば出産などには負担が掛かる体質だと認識してくださいというような内容のことを言われました。

けれどもとくに病気ということではなく、また毎夜痛みがあるということでもなかったので、先生の言うように体質的にそういうことがあるのだというくらいの軽い気持ちでいました。

大学を卒業後、就職先がサービス業で当時は立ち仕事が多く、また転勤が多い会社でした。それと規律の厳しい職場で新入社員は率先して動くという雰囲気もあったのです。入社早々の頃にウイスキーを1ダース運ぶことがあり、

「私がやります！」

と率先してこれを運ぼうとしたときに、「ギクッ！」となりました。

直ぐに治るかと思ったのですが、まったく動くことができず、立つこともままなりません。当時、他県に転勤していまして、地元の人から全国的に有名な医師がいる病院を教えられて行ってみました。

この医師は整形外科でかなり有名らしく、全国から動けなくなった患者さんが、それこそパジャマ姿で奥さんに付き添われて、必死の面持ちでたくさん来ていたため、ずいぶん待たされましたが、治療をしてもらい、そのときは治まって治癒したと思っていました。

しかし、だんだん仕事をしていくうちに2、3年おきにギックリ腰をやるようになっていきました。今、考えるとその有名な医師の所でキチンと治していなかったのかもしれません。ギックリ腰が常習になって、椅子に座って床に落ちたものを拾う格好でギクッとなるなど、些細なことからギックリ腰になりました。

その都度、整形外科医とか治療所に通いましたし、あるいは軽いときには湿布を貼ったりして、何とか生活をしていたのです。

■病院で酒井先生の著書『医者も手術もいらない…。』の本を見つける

思い返すと仕事がハードなとき、精神的な負担があるとき（酒井先生はどうかなと言われますが）にギックリ腰が起きていたように思いますが、いずれにしろ最初にＭＲＩを撮っていただいて椎間板が薄くて注意しなさいよ、と言われたときから約10年の間に少なくとも10回以上のギックリ腰になっています。2、3年に1回のときもあったし、1年に2度も3度もということもありました。ひどいときは田舎のおばあちゃんみたいに腰を90度に曲げて歩くようなときもありましたし、軽いときでも15度くらい前に傾いてお辞儀をしているような

姿勢しかできないときもありました。それでも何とか暮らしていたのです。

その後、出産をし、大学時代にお世話になった整形外科の医師に、

「お産をしたら、子どもを抱くときに気をつけて！」

と言われたことがありましたが、出産をしてついヒョィと子どもを抱きかかえたときに、ギックリ腰になりました。

このときもたまたま他県にいて、例の有名な医師に診てもらい何となく良くなった気持ちになりました。それから3年が経ち、再び仕事に復帰しました。繁忙期で心身共にハードな時期だったのですが、電車に乗っての帰り道、突然左足に激痛がはしり地面に左足がつけない状態になりました。仕方なくケンケン足でタクシーに乗り家に帰りましたが痛みが治まりません。

その頃通っていた鍼の先生に、自宅近くの国立系病院に紹介状を書いてもらい、別の整形外科を受診しました。ＭＲＩを撮ったところ、かなりひどい椎間板ヘルニアと診断され、即入院となりました。髄核がポコッと出ている感じで、これが神経を刺激するので激痛になるとのこと。これは映像を見て得心しました。

担当は若い女医さんで、最初から手術を勧めます。拒否すると、ブロック注射で様子を見

て、それが効果なければ手術しかないということで、選択の余地なく手術への方向にもって行かれるようで、不信感がありました。

結局、ブロック注射を7回行いましたが痛みはとれませんでした。やっぱり直ぐに手術を！　ということになったのですが、ちょうど年末になっていたので、年明けまでしばらく待つことになりました。

どうも手術以外に治療方法がないのか、そうしたことの説明も不足で、

「本当にそうなのか？」

という疑問が払拭できず、自分でも本やインターネットでいろいろ調べました。その中で内視鏡で行うレーザー手術というのを見つけて、これなら術後の回復も早くリハビリも

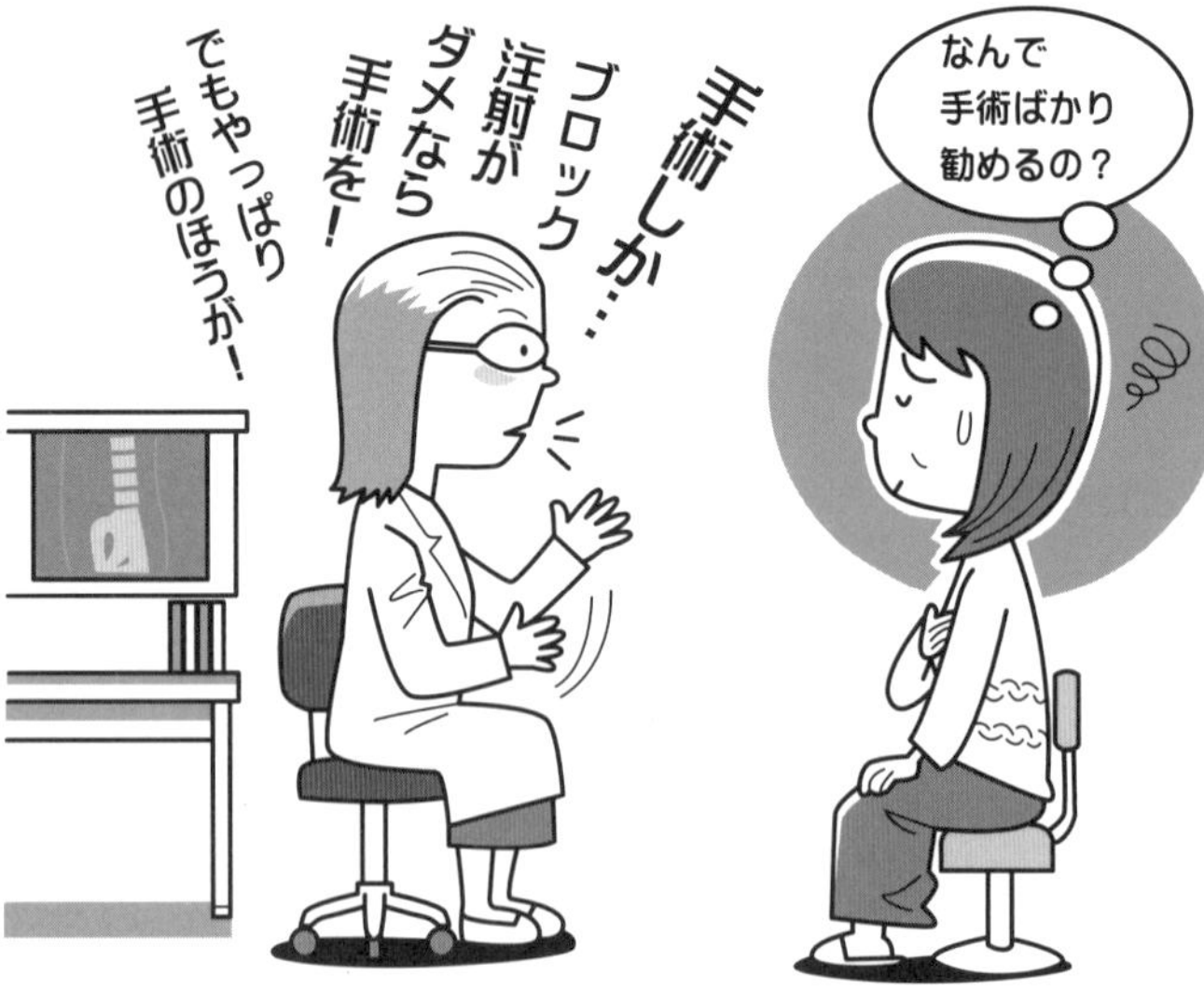
手術しか…
ブロック注射がダメなら手術を！
でもやっぱり手術のほうが！
なんで手術ばかり勧めるの？

要らずに早く職場復帰できる。そう思って予約を入れてみましたが、年末ということで予約が取れませんでした。

そんなときに、車椅子で病院内を動いていて、たまたま院内の本屋に寄って目にしたのが、酒井先生の本でした。

「エッ！　病院でこんな本読んでいいのかしら」

そんな思いでカバーをつけてもらって、病床でむさぼるように読みました。

股関節を初めて指摘されびっくり

直ぐにこの先生に診てもらいたいと思いましたが、最初は岐阜在住の先生と思い、遠いのでダメかなと断念しかけました。ところがよく調べてみると何と私の職場近くでも治療院があることが分かり、病院の公衆電話から予約を入れました。

年末なので年明け早々に診てくれる、という約束ができましたので、病院の医師に、

「すみません。娘がまだ小さく家で泣いていますので、どうせ年末になりますから一時帰宅させてください」

と言って痛み止めの薬をたくさん処方してもらい、そのまま逃げるように退院・帰宅しました。

年が明けた平成15年1月7日、両親に付き添われ父の車で東京の酒井健康院に行きました。施術前に写真撮影をした自分の姿を見ますと、自分では真っ直ぐ立っているつもりが、かなり前傾していることがハッキリとしてショックを受けました。写真で見るまで全くわからなかったのです。

さらに施術前の体の壊れ方の説明で、酒井先生から、

「藤波さん、股関節を傷めたことある?」

と突然のように言われてびっくりしました。

今までいろいろな治療院、整形外科で診てもらいましたが股関節を指摘されたことはありません。そう言われると、自分でも意識しませんでしたが、たまに疼くような違和感を股関節に感じたことがあったのです。

酒井先生は、

「貴女はもともと股関節が固く弱い。それが腰に負担をかけているんですよ。それがこれまでのことの原因のすべてだったんだな」

とおっしゃいました。

この説明には私も納得がいきまして、それまで手術に対して疑問があったので、酒井先生のやり方を信頼してみようという気持ちにいっぺんに傾いてしまいました。

初回の施術で自分の感覚では、劇的な変化というものはありませんでしたが、ただ、左腰にポコッと筋肉の盛り上がりがありましたのが、術後、この盛り上がりが移動してあるべきところに治まりました。それとほんの少しですが顔を上げられるようにもなりました。

ところが、初回施術後正座をしていた私に対し、

「ええっ？　あなたもう一度座ってみせて」

と付き添いの母がびっくりして言うのです。

私は気づかなかったのですが、それまで正座といっても崩れたものだったのに、術後は何とか正座らしく座り方が違ってきたと母が感激して言うのです。

魔法みたいな感じでしたけれども、とにかく信じて通ってみよう。万が一これで効果がなくても最終的には手術という方法も残っている。そんな気持ちで毎日2回ずつ施術を受けました。

■回数券はお守り！　いつでも駆け込める

2週間目の頃には、1回と2回目の施術の合間に近くのビルの下の飲食街で、喫茶店に入りランチを食べてまた健康院に戻るということができました。それまで外食なんて考えられなかったのに、杖を突いてですが歩いていける自分の変化に改めてびっくり。本当に先生を信じて早く治さなくては、と思い直しました。

私はシングルマザーになっていましたので、先生は、

「お嬢さんと二人の生活がかかっている。2月には職場に復帰できるようにしてあげるから」

と何度も言ってくださいました。

ところが私、良くなってくると少しいい気になってしまって、

「本当に復帰できる！」

と軽はずみに子どもを抱き上げて、「ズキッ」となってしまい、結局、職場復帰は3月から。

朝一番で健康院に行ってから、有楽町の会社に出勤という生活をしばらく続けました。

5月には杖なしで歩けるようになり、だんだん週2回から月1回というように、調子よくなると健康院の回数が減っていきました。

それでも財布の中には診察券と回数券をお守りのように入れておき、何かあったら直ぐ電話して健康院に行けば治していただけるという安心感と信頼感が常にありました。現在もそうです。

平成17年頃から、たまに健康院に行くと先生から、

「久しぶりだな〜」

と言われてしまうくらいになりました。半年に1回行くかどうか。ほとんど異常のない状態になっています。現在では、ごく普通の生活をしておりますし、姿勢も通常のようになっています。

振り返ると、酒井先生との出会いは運命的でしたし、とてもラッキーだったと言えます。いろいろな縁があったということでしょうか。

それにしても私を苦しめたあの痛みはもう嫌‼　耐えられない‼　本当に手術をせずに治ってよかった、と思わずにはいられません。

【先生からのコメント】

藤波さんの場合、椎間板が薄くなっているというお話ですが、これは藤波さんに限らず酒井健康院にいらっしゃる方々からもよく聞く話です。医師の説明ということですが、不思議ではないですか？もしも、それが原因で症状が出ているというならば、死ぬまで腰痛と縁が切れないということになります。

もちろん、部品を交換したわけではないので100ある症状が、0になるわけではないですが、手術をせずに、ここ数年普通の生活が送れるのは何故なんでしょうか？

理学整体では椎間板が薄いから腰痛になるなどとは一切考えておりません。姿勢の異常は動きの異常につながりますが、これは、筋肉の一部に不活性なものがある証拠です。その筋肉は、神経や血管のコントロールを受けているので、そちらも機能不全が認められるはずですし、姿勢の異常は内臓系にも影響しています。

椎間板が薄いというのは変わらないのですから、先に挙げた異常が改善された結果、藤波さんの症状が治ったと解釈するのが自然ではないでしょうか。

それにしても、おもしろいですね。腰痛治療で病院に来ている人に、私の著書「腰痛、関節痛に医者も手術もいらない」が目に止まるのですから。ひょっとしたら、病院の先生も私の本を認めてくれているのかもしれませんね。

現に、このところ整形外科の医師や看護師の紹介で腰痛、ヘルニアの患者さんが来院されています。平成９年に私が初めて本を出版して以来、それらの本を読んだり、新聞の記事を見たり、患者さんを通しての紹介で整形外科医が２名、外科医が３名、ほかに内科、産科、耳鼻科、眼科など各分野の先生方が計20名近くも、腰痛やヘルニアの治療に訪れています。

体験談⑫

検査をしても原因不明、紙もつかめないほどの握力低下が回復!?

岐阜県　村瀬由里子　35歳

【病歴】

15年前　2月に突然手の痺れ。徐々にひどくなる。市民病院では病名が特定できず治療もしてもらえなかった。やがて24時間両手に痺れが出て、コップも落とすようになる。

カイロに半年ほど通う。痺れは少し軽減したものの握力は回復せず。以後、15年間痺れを抱えたまま生活をしてきた。その後、足にも痺れが出るようになる。

平成21年　4月に突然左手の手首から先が動かなくなる。整形外科に行くが原因が分からず、手術を勧められる。

4月9日、酒井健康院を受診。1回で両足の痺れがとれる。3回目くらいから左手の握力が少しずつ回復。

5月頃には完全に握力が回復する。

現　在　常時ではないが、わずかに痺れが残っているので、定期的に酒井健康院に通院している。

14年間治療を受けずに痺れが生活の一部になっていた

今から15年ほど前の2月のことでしたが、朝起きると両手に痺れが出るようになりました。最初のうちは朝方だけだったのですが、痺れの範囲は徐々に両手全体に広がっていきました。

市民病院の整形外科を受診して、あの頃はレントゲンしか検査機器がありませんでしたので、レントゲンで調べたのですが原因が特定できないとのことでした。診断としては「頸椎症の疑い」ということですが、はっきりとした原因が分からず、したがって治療もできないと言われ1回の受診で通院を止めました。

しばらくすると痺れが朝方ばかりでなく24時間、つまり一日中出るように悪化してきました。何とか治したいのですが、整形外科ではなす術がないので、仕方なく知り合いの紹介でカイロに行きました。そこでは頸椎3番がずれていると診断され首をボキボキしてもらいました。少し痺れが軽減したかに見えましたが、毎回帰りの車運転中に痺れがぶり返すような按配で、ここも効果がないと判断、半年で通院を止めました。

病院でも原因が分からず、カイロも効果なしということから、まったく対処の仕様がなくどこの医療機関にも行かずに生活するようになりました。辛いのはもちろんでしたけれども、あきらめの気持ちと痺れがいつの間にか生活の一部分になって、そのままずるずると症状を引きずって年月が経っていってしまったのです。

そのうちに、発症から1年ほどして両足にも痺れの症状が出てきました。手よりは軽い症状でしたが、ただ立っているだけで足が痺れたようになったこともありました。

ある朝、左手首から先が動かなくなる

病院や治療所などで治療を受けることもなく、十数年両手両足の痺れをガマンして暮らしておりましたが、平成21年4月7日のこと。睡眠時間が1日1時間しか取れないくらい多忙な日々が続いたせいか、朝起きたら左手の手首から先の感覚がなく、指を動かすことができません。これにはびっくりして、夕方、整形外科医を受診しましたがMRIの順番待ち。1

週間して出た診断は「どうも神経かもしれないので、自分の管轄ではない」というような理屈を付けられて市民病院の神経内科を紹介されました。

そこで改めて頚部、頭部のＭＲＩ撮影、神経伝導検査を受けＭＲＩの検査結果は少し後になりましたが神経伝導検査の結果は手の平中心の神経伝導が少しおかしいと言われました。しかし、ここでもやはり原因が特定できませんので、治療行為は何一つ受けなかったのです。

この頃の状態は自分の頭髪を手でなでるような仕草ができませんでした。シャンプー、紙コップを持つ、割り箸を割る、パンの入った袋を裂くというようなことも手に力が入らずできません。子どもがいますから食事を作ろうにもフライパンが持てず、料理などできる状態ではありませんでした。それまでは、痺れがあっても日常生活に支障をきたすほどではなかったので状況は深刻です。

この頃、たまたま酒井先生を知ることとなり、事情を説明すると「健康院に来てごらん」と言われたので、縋る思いで4月9日の木曜日に岐阜の健康院を受診しました。

1回目の施術で両足の痺れが取れました。酒井先生からよその治療とは違うと言われていましたが、実際すごく負担の軽い治療なのにすぐに結果がでたので、内心びっくりしました。

ただ、手の握力はまだ変化がなかったので、祈るような気持ちで木、金と週2回酒井先生のところに通うことにしました。

初診の次の週の木曜日。3回目の施術を終えた後、子どもの授業参観に参加しているとき、何気なく手が握れるような感覚になりました。その日の帰宅後、確実に手に少し力が入るようになり、夜にはそれまでできなかった紙をつまむ動作が可能になりました。それからは、軽いコップ→水の入ったコップ→フライパンと日常生活の手の作業が徐々にできるようになったのです。そして治療前の握力が右30キロ、左が6キロまで落ちていたのが手が動かなくなってから約1ヶ月後には左右とも30キロと完全に回復したのです。

■一時はノイローゼの状態になったが

左手首から先の感覚がなくなってから酒井健康院に通うまでの10日間は、日常生活はもちろんですが、仕事への支障もあって休まざるを得なくなり、

「この先、どうなるのだろう?」

と不安が増すばかり。ノイローゼのような状態にもなりました。

酒井先生に施術をお願いするようになってからも、市民病院の神経内科で原因を探っても

らうために、月に1回くらい通院したのですが、結局分からず仕舞いで治療は何もされていません。MRIの画像でも、これまでと同様で特に神経への圧迫は認められず、

「もっと症状がひどくなり、頚椎の神経圧迫がはっきり認められれば手術ですよ」

と言われて、気休めにビタミンB_{12}を処方されます。このビタミンは血流を促す効果があるのだそうです。


既に酒井先生の治療を受け、状態が上向きになってきた頃に酒井先生のことを話しますと担当の医師からは、

「私はあなたの力になれなかった。今後もいま通院している整体の先生（酒井健康院のこと）に通ってください」

と言われました。


私は、痺れとの付き合いが長かったので、痺れという症状に対する認識が非常に甘かったと思います。というのも、状態がかなり好転してから酒井先生に、

「両手両足に痺れがある場合、治らないことがあるから村瀬さんは早く結果が出てよかったね」

と言われたからです。

私の通院した整形外科では、そんなことを言われたことがなかったのですが、実は私の知り合いに両手足の痺れで大学病院に入院したものの、処置をされずに放置状態で結果、左腕の筋肉が委縮してしまったという人がいて、もしもそれが私だったらと身につまされます。

ですから何とか酒井先生のお力でしっかり痺れを治してもらうよう、これからも酒井健康院に通わせていただきたいと思います。

<後立位>　**<後座位>**

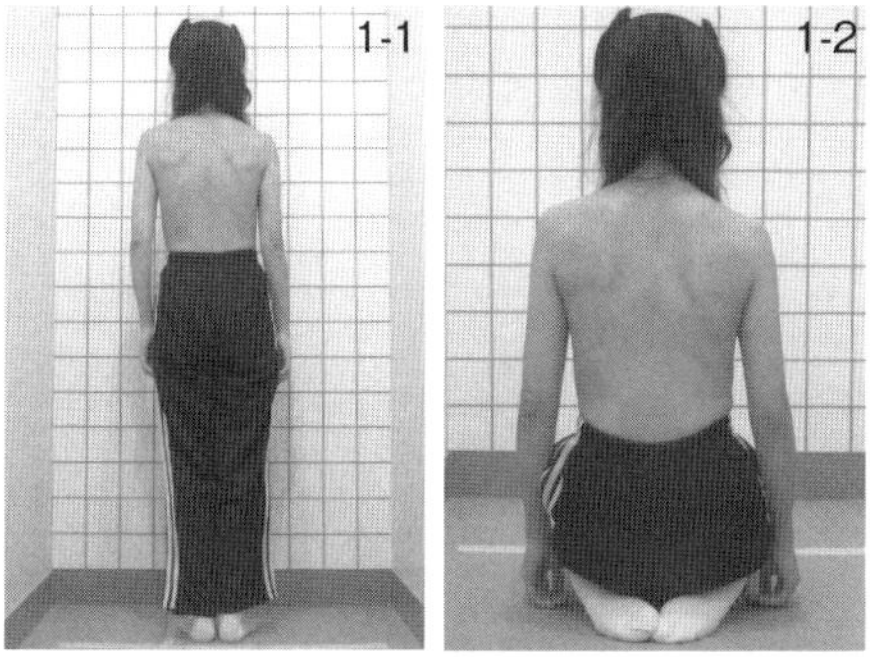

初回治療前

【1-1】

ボディラインの左右差がハッキリわかる程左に傾いています。腋の開きが違い、肩甲骨も開いていて背中が丸くなっているのがわかります。


【1-2】

全体的に体が左に傾いています。したがって、ボディラインは左右揃っておらず、肩の高さも違います。また、胴体がねじれているため、手の位置は左が前に、右は後ろに振れています。

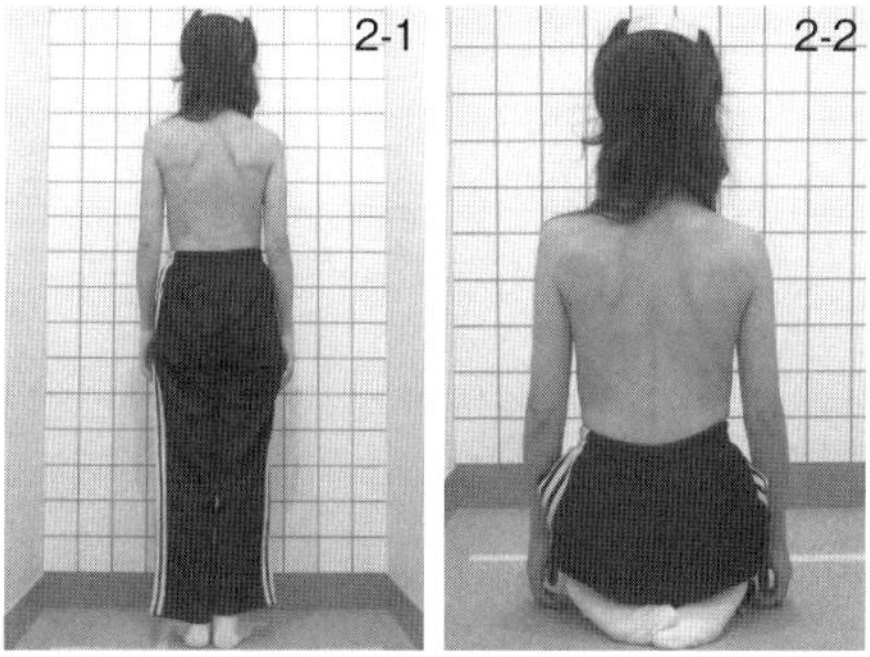

初回治療後

【2-1】

一回の治療でボディライン、両脇の開きも左右差がなくなり、左への体の傾きが改善されました。ということは頚椎も含めた脊柱の軸がまっすぐになってきたということです。


【2-2】

左への傾きはほとんどなくなり、ボディラインも左右揃ってきたのがわかります。また背筋に溝ができました。腰が伸びている証拠で、その結果、頚部においては顎を引く正しい頚椎の並びになります。

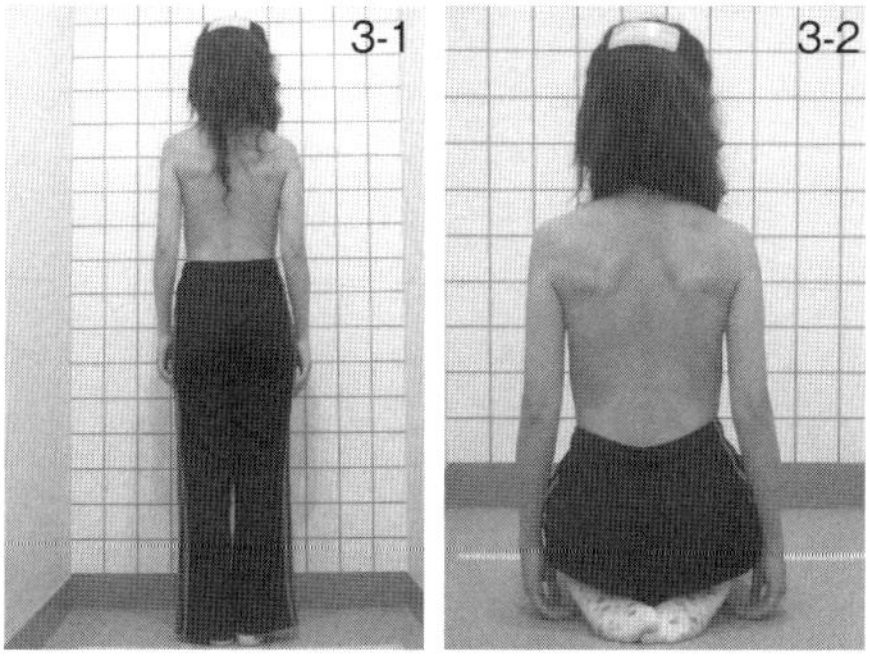

10回治療後

【3-1】

背骨を中心とした左右対称の体になったのがわかります。両肩甲骨の間がせばまり、胸を張って腰が伸びているため、大変良い姿勢になりました。


【3-2】

腰がきちんと伸びたため、ウエストで引き締まり、スタイルが良くなっているのがわかります。

【先生からのコメント】

この本の第1章の「ヘルニア手術、症状がないのに……」(16頁)の中でヘルニアで神経を圧迫しているにもかかわらず、痛みや症状のない人がいるというお話をしましたが、村瀬さんの場合はこの逆パターンです。

つまり、痺れなどの症状が出ていてもMRIなどで神経の圧迫がなければ処置の仕様がなく、この後症状が余計に悪化し、少しでもMRI画像上で神経圧迫が認められたら即手術。確かに上肢の症状、痺れがある場合、真っ先に疑われるのは頚椎4番目~胸椎1番にかけて出てくる腕神経叢の関係が最も疑わしいわけですが、はじめから痺れ=神経圧迫ありき、という短絡的な考えがあてはまらないのが、皆さんにもお分かりいただけるかと思います。

頚椎の手術は腰椎の手術以上にリスクが高く、悪くいけば寝たきり状態の危険があります。まして、最近では医師が手術前に「痛みは取れるが痺れは取れない」というくらい、痺れという症状は根が深く確実性のない厄介な症状なのです。

この手術をして、果たして良い結果が得られるのでしょうか?

他にも、神経圧迫のせいで痺れが出ているとの前提での処置がなぜ、血行促進を促す

――ビタミンB_{12}の処方につながるのか、理解に苦しみます。このように、現代医療の症状に対するあいまいな定義づけが患者さんの身の安全を危うくすることになるのです。

体験談⑬

手術直前で思わぬ幸運（?）により中止、今は八割が改善

岐阜県　浅野喜一　74歳

【病歴】

平成18年　突然腰に激痛、動けなくなる。貼り薬などで対応、良くならず。
平成19年　近所の医院でリハビリ、鎮痛剤。
MRI診断で**脊柱管狭窄症**と診断。半年間点滴薬投与、改善せず。
市民病院でブロック注射、改善なく手術を勧められる。
直前に帯状疱疹発症のため手術は断念。
整形外科医でブロック注射、改善せず。
平成20年　酒井健康院初診（4月）。
現　在　日常生活に支障なく、1週間に2回程度、腰痛予防のため施術を受けている。

ある朝突然動けなくなった

今から3年ほど前、平成18年暮のことでした。ある朝目覚め、起きようとした時、突然腰に激痛が走って起き上がることができません。トイレに行くのも這いずりながら移動しなくてはならないというほどになりました。

もちろん初めてのことでしたが、以前にも10キロくらいのジョギングをしていてギックリ腰になったことがあります。以来ちょっとしたことが原因で1年に3回くらいはギックリ腰になりました。整形外科医に、

「腹筋が足りないので腰を痛める」

と言われて、腹筋運動、足を上げる運動、ねじる運動、体を起こす運動などを続けていたのです。

ところが、急にこんな状態になって動きがとれません。それでも、今までのように、どうにかなるだろうと思い、薬局で買った貼り薬を貼ったり、昔、どこかを痛めたときに買って残っていた痛み止めの座薬を使ったりして1ヶ月くらい様子を見ていました。

けれども全く痛みが引きません。どうにもならないので専門医ではありませんが診療科目

に整形外科がある近所の医院に行きました。そこで約半年の間、腰の牽引、電気、鍼などのリハビリと飲み薬、貼り薬などを処方してもらったのです。

半年経ちましたが改善の様子がありませんので、先生が、

「これはおかしいな…」

ということになって、総合病院の整形を紹介してくれ、そこでMRIを撮ってもらいました。この結果が医院の先生の許に送られてきて、「脊柱管狭窄症」という初めて聞く病名を聞かされました。

総合病院の先生が言うには、

「絶対とは言えないが、こういう（名前は忘れました）薬を打てば私の経験から60％は治るだろう…」

というのです。これはいいことを聞いたと思いまして、近くの医院でこの薬を半年間点滴で打ってもらいました。しかし、結果的にはほとんど効果が見られませんでした。

そこで市民病院で診てもらいブロック注射を5、6度打ちました。最初は効きまして2週間ほどは痛みもなくなりました。けれども薬の効果が切れると痛くなります。だんだん薬の効く間隔が短くなって、最後の頃は3、4日で元に戻るようになりトイレに行くにも這って

行くような有り様になりました。この間、2ヶ所、3ヶ所と人が良いという整形外科医の診療を受けましたが、どの医師からも、

「もう手術をするよりほかない」

と、判で押したように勧められ、手術には消極的だった私もその気になりました。

帯状疱疹で麻酔医が手術を拒否

ところが、市民病院で手術をするという直前の平成19年10月初めに帯状疱疹を発症したのです。帯状疱疹は体内の抵抗力が落ちると発症するといいますが、激しい腰痛のため動くこともできず、そうした生活で免疫力も低下してきたからではないでしょうか。腰から上の上半身左側にボツボツができ、痛いし痒いしこれもどうにもなりません。そんなわけで同じ市民病院の皮膚科の先生に診てもらったところ、即入院ということになってしまいました。

約1週間入院して帯状疱疹の治療をしたので、ようやく症状も治まり退院ということになりました。退院した2日後、例の脊柱管狭窄症の手術が控えていましたので、1日自宅で過ごし翌日、そちらの手術のために再入院しました。朝、病院に行き血液検査などを行い手術

の準備をしておりましたら、夕方、麻酔科の先生がやってきまして、

「明日は手術ができませんね。帯状疱疹が治ったばかりで手術のために全身麻酔をかけると、危険ですので責任はもてません。それでもよければやりますけれど…」

と間が抜けたことを言うのです。どうやら整形外科の先生が麻酔科の先生に、私が帯状疱疹の治療を受けていることを伝えていなかった様なのです。そんなこと、同じ病院内で患者の情報をきちんとやりとりすることが当たり前の筈なのに、入院までさせてそれで1日で帰れとは！　バカにするにもほどがあると、私はかなり立腹しましたが、「やれと言われればやります」と言う医師もおかしいですし、素人の私が「やってくれ」とは言えません。そのまま1日の入院で家に帰ってきました。

あまり腹が立ったものですから、その病院の院長に実情を書いた手紙を送りました。返事はきませんでしたが、半年くらい経ってたまたま女房の身内がその病院に入院して、

「お父さん、あの整形外科の先生はいなくなったよ…」

と女房が教えてくれました。

「浅野さんの帯状疱疹のことを皮膚科から聞いていました。そのことを忘れて入院・検査させてしまい申し訳ない」

と一言謝ってくだされば、こちらも「いいですよ」で済んだものを…。とにかく、そうしたことで腰痛は解決されずに自宅で悩む日々が続きました。

正直「こんな軽い施術でいいのか」と思った

腰痛が解決されていませんし、手術もできないということから、このままじっとしているわけにもいかず、スポーツ障害専門の整形外科に行ってブロック注射を5、6本打ったりもしましたが、これも結果は一時的なもので根本の改善にはなりません。

「これからどうすればいいのか。どうなるのだろう…」

そういう不安感で精神的にも参ってしまいました。

たまたま平成20年4月のことでしたが、新聞広告で酒井先生のことを知り「ダメで元々」という気持で「とにかく行って診てもらおう」と考えました。

よく言う藁をも掴むという心境ですね。最初は1週間、毎日施術を受けました。

正直なところ、

「こんな刺激の少ない軽い施術で改善するのだろうか…」

と心配な気持ちになりました。それくらい、これまでの他の治療所、整形外科のリハビリとは違った施術だったのです。

ただ、とにかく何回か通ってみようという気持ちが強かったものですから、毎日通いました。施術10回目でしたか、

「あれ⁉　だいぶ楽になった」

これは効く、ということを実感しました。

それから半年間は月火水木金土と毎日通いました。家から健康院まで車でそれほどかからないということもありましたが、とにかく、

「これなら大丈夫だ！」「何としても治りたい、これで治るのだ！」

という気持ちを持てたからだと思います。

現在は1週間に2回ほどの施術でも体が保てるほど、改善してきました。日常的な立ち居振る舞いには全く支障がありません。ひどいときが10としたら現在は2のレベルに軽減しているように思います。

酒井健康院では最初に写真を撮りますが、

「自分の体はこんなに曲がっているのか！　これはダメだ」

先生の説明を聞きながら、自分では少しでも真っ直ぐの積もりで写真を撮ってもらったのが、あまりにひどい姿勢なので、これは、痛みが出るのも当たり前だと納得をしました。現在も腰が右に少し曲がっています。腰痛も少しあり、左足に痺れがちょっと残っていますが、これはひどいときに比べたら問題になるほどのことではありません。先ほども言いましたが、重いものを持ったり、激しい運動を控えたりすれば日常生活に何の支障もありません。

正直な話これほどよくなるとは考えてもいませんでした。

私の義兄も同じ狭窄症で２回手術して、現在ではスキーをする様に２本の杖をついて歩いていますので、極力手術を避けたかった私としては、市民病院のほうから手術を断ってくれて逆に有り難かったような気持ちでいます。

もし、あのとき帯状疱疹が出なかったらそのまま手術をして、どういう状態になっていたのか。義兄の例でも明らかな様に手術で必ず完治するという保証はありませんから、それを考えると手術をしないで現状の状態でいられるなら、私はこちらを取ります。今では27歳のころから腰痛に苦しんでいた家内ともどもお世話になっております。

いずれにしても酒井先生に足を向けて寝られないほど感謝をしております。

<後立位>　<側立位>

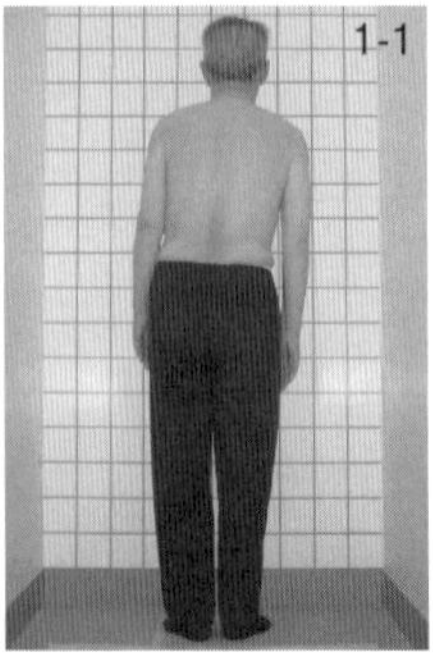

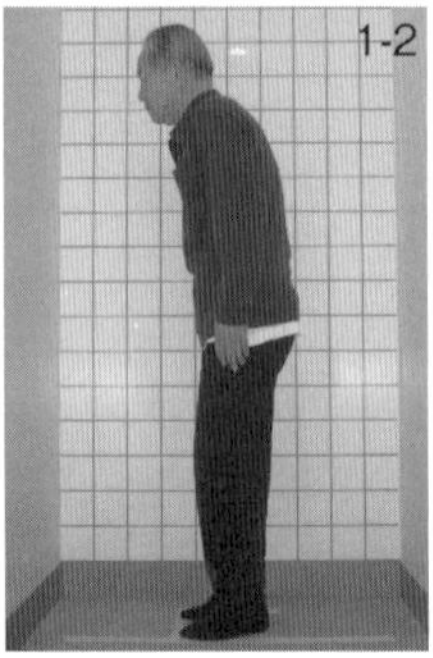

初回治療前

【1-1】

お尻を左に突き出し立ちにくそうな姿勢です。体幹が右に傾くことによって、左右の脇の開きがずいぶん違うのがわかりますが、脇の開いている右側が悪いのではなく左右に差のある体の傾きを元に戻せば脇の開きは同じになります。また、体が前傾しているためアゴが上がり、首筋に深いシワがあるのがわかります。


【1-2】

かなりの前傾姿勢です。顔が下を向き腰に体重が乗らず、杖をつかないと不安定な立ち姿です。

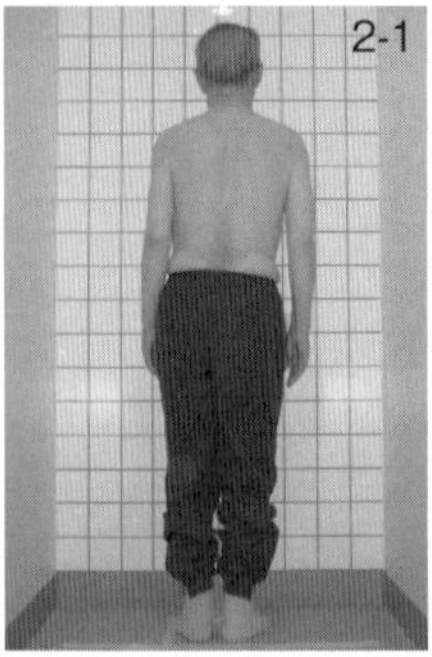

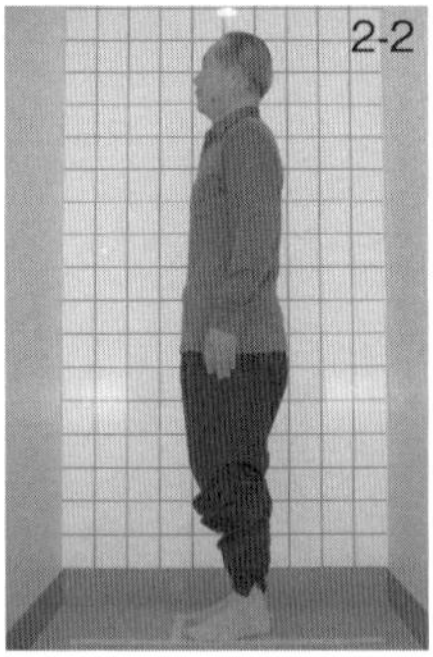

4 回治療後

【2-1】

背中の丸みがなくなり、首筋のシワは目立たなくなりました。 肩の高さも左右が揃い体の傾きが少なくなったのがわかります。


【2-2】

顔が前を向き、力強い立ち姿です。腰に体重が骨盤の位置とともに体幹が全体的に真っすぐにしっかり乗るようになった証拠です。

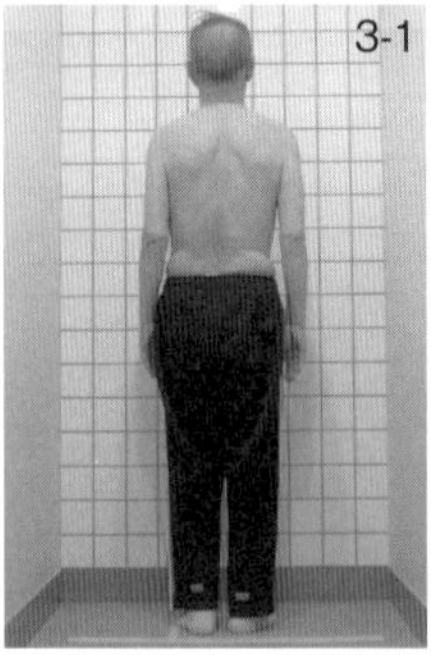

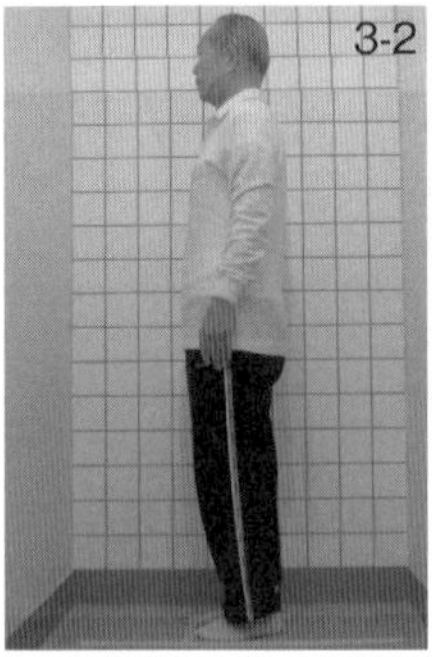

132 回治療後

【3-1】

左右の脇の開きの差は若干残っていますが、腰がしっかりして自然に気をつけの姿勢になっています。


【3-2】

胸を張り、アゴを引いた状態です。立ち姿が自然に「気をつけ」になっているのがわかります。

【先生からのコメント】

浅野さんの場合は、手術寸前での来院だったのですが、手術で改善する場合も多少あるのでしょうが、１００％治る保証がない以上、手術は大きなリスクを伴います。改善が見られないどころか、浅野さんの身内の方のように以前より症状がひどくなったり、取り返しのつかないという危険性もはらんでいます。

その証拠に、何があっても責任は問わないというような誓約書にサインをさせられます。確かに一刻一秒を争うような場合もあるでしょうが、手術をしなくとも治る可能性のあるものを、急いで結論を出す必要性はないのではないでしょうか。

それにしても、２～３カ所の病院で揃って手術を勧められたということは、整形外科のほぼ全てが同じ見立てをしていると見ていいでしょう。ブロック注射にしても、５、６回打つうちに徐々に効きが悪くなっていったそうです。

これは、体の状態が悪化した結果、薬の効果が追い付かなくなっているためです。この本の体験者だけでも、②の友田くん（62頁）を筆頭に、④の人見さん（82頁）、⑦の松下さん（１１５頁）、⑧の小菅くん（１２７頁）など、ブロック注射によって症状が悪化したり、変わらない方はたくさんおられます。

脊柱管狭窄症は、第1章「ヘルニアと狭窄症で、注射や薬、リハビリなど治療が同じなのはおかしくないですか?」(25頁)のくだりでも述べましたが、「脊柱管が狭くなり神経を圧迫している」なら、ブロック注射で脊柱管が広がるのでしょうか?

医師に尋ねてみてください。

理学整体の手技をもってしても、その状況は変わらないと思います。

狭窄症があるには違いないでしょうが、痛みや症状とは関係なかったということが100%断言できます。手術やブロック注射といった侵襲的治療に頼らず治せる技術を持った視野の広い整形外科医がいないのは残念なことです。

体験談⑭

整形外科で治療を受けた友人との差が歴然

千葉県　村松純子（仮名）78歳

【病歴】

平成11年頃　病気をしている主人のオムツ交換などの介護をしているうちに腰が痛くなった。

平成14年　別な整体の先生から酒井先生を紹介されて初診。1回目から動きが軽くなり楽になった。

現　　在　今は無理をしなければ日常生活に不便なく過ごしている。3週間に1回通院。

私は医者とクスリが大嫌い

酒井先生の健康院に初めて伺ったのは平成14年のことでしたが、その2、3年前に主人が病気をしていまして寝たきりだったものですから、オムツを交換したり前かがみになったりしていろいろ世話をすることが多かったのです。

そういうことが原因だと思いますが、腰に痛みが出るようになって、そのうち階段の上り下りが苦痛になってきました。仕方なく整形外科に行きましたら、脊椎の狭窄があるというようなことを言われまして、このままだとコルセットをしなくてはならなくなったり、あるいは手術ということもありますね、と言われたんです。

私は医者や薬が大嫌いなんです。私自身が体質として薬が全般に合わないのも理由の一つですが、これまで主人の病気に対する処置によって余計に病気が悪化していった経緯をつぶさに見てきましたので、どうしても医者や薬といった現在の医療に対して不信感がぬぐえないので手術なんて絶対に嫌だと思っており、

「主人の看病がありますから…」

と手を離せないということを理由にして、整形外科に通わずガマンをしていました。

1回の施術で帰りはサッと歩けた

そのうちに階段を降りる時に膝がグキグキするようになってきました。スラックスやパンストをはくときに片足立ちの姿勢ができなくなったり、また前にお辞儀をするような姿勢もできなくなったりしてきました

ところが大の医者嫌いなものですからガマン、ガマンの毎日です。平成14年1月に病気の主人が亡くなり、少し時間ができましたので、図書館に行き腰痛の本を探しました。そこでは酒井先生のご本ではありませんでしたが、手術をしなくても腰痛が改善できるという内容の本がありましたので、医者嫌いの私にはいいかなと思い、この先生に電話をしてみました。国立の方の先生でしたが、私の住所を聞くと、

「それでは東京の酒井先生の所に行かれたらどうですか」

と酒井先生を紹介してくれましたので、5月だったと思いますが酒井健康院に初めて行きました。何かに縋るような気持ちだったように思います。

最初の施術の前に私の後ろからと横からの写真を撮りました。前かがみのような姿勢で背中がまるくなっていましたが、初回の施術後の写真を見比べると明らかに体が起き上がって

姿勢が良くなっているのが分かりました。

また体のほうも楽になったのが自覚できました。健康院に伺う際、歩行中に背中がずっしりと重いように感じていましたが、施術後はとにかく体が軽くなって、帰りはサッという感じで帰って来られました。それで、続けて通ってみようと思ったわけです。

差を見ることができた

初回より1、2年は週2回の頻度で通い、椅子に座らずともズボンが履けるようになりました。それから週1回をしばらく続け、ここ2、3年は2週間に1回の施術を受けてきました。今年（平成21年）になってから3週間に1回でも体が保つまで回復してきました。

現在はこれでも十分楽に日常生活を送ることができ、少し無理をして具合が悪いときは酒井先生に施術をしてもらうとすぐに楽になれます。

先生の施術は他の患者さんもそう思うように、本当にどこをどうやっているのか私にも分からないようなものです。けれども自分の体が自分の状態を素直に教えてくれます。やはり酒井先生にやっていただくと体が楽になったと教えてくれるのです。

これは余談ですが、ご近所の方で4歳年上の方が同時期に同じような症状が出て、一緒に整形外科に行き、やはりこのままだと手術だよと言われました。私は酒井先生を知り一緒に行こうと誘いましたが、

「私は保険でやりたい」

と言われるので、そのまま別の治療をされ、結局そのまま手術を受けられました。

それから5、6年経ちましたが、その方は今では押し車につかまって歩かれます。買い物は車のついた買い物バッグを押しながら腰を曲げて歩いていらっしゃる。それほど年齢も変わらず、同じように狭窄症と言われて、それぞれ別の治療を受けたのですが「ここで差がついた」と私は感じています。

続けてください！　私もそれで改善されました

私は主人のこともあって医者嫌いになり、整形外科医でない治療を選びましたが、実際に差が出ていると思うのです。これはそれぞれの考え方があることですから無理にどうせよということは言えませんが、やはり出会いとか運というようなものはあるのではないでしょう

か。

私が、これから酒井先生の施術を受ける方にぜひ言いたいのは、「続けてください。私も続けることで改善されてきました。数回で結論を出さずにぜひ諦めずに続けていただきたい」

ということです。

酒井先生は体を治すことにプライドを持っておられます。そうでなければ、私のように手術を勧められるような状態の悪い患者の治療を引き受けられないのではないでしょうか。いつでしたか、私と同じような症状の患者さんが、あれこれ先生におっしゃっていたら先生が、

「それなら、私の所に来なければいいではないですか」

とハッキリおっしゃっているのを聞きました。

それだけご自分の手技に自信を持っているんですね。手技というのは、手で患者さんの体(もちろんシャツの上からです)を触ります。手で触るから患者さんの体の状態を感覚的にも捉えることができるのではないでしょうか。生意気のようですが、これが機械や電気や鍼のようなものでは、患者さんそれぞれの微妙な違いが分からず、同じような治療になるのではないかと思います。

何も言わなくても、先生の手が触れると異常が分かるんですよ。大変ですが、続けてみてください。私は栃木に住む息子から同居を勧められているのですが、今でも東京の健康院への通院を続けるために治療院に近い今の家に一人で住んでいるのですから。

【先生からのコメント】

村松さんの場合、大変な苦労とともにご主人の介護を続けていく中で、対症療法の怖さというものを身にしみて実感されたのでしょう。

この方は、脊柱管狭窄症と診断されたわけですが、先に述べた体験談⑬の浅野さん（184頁）のように保険診療の注射や薬、牽引、コルセット、電気治療などで狭くなった脊柱管を拡げ、神経の圧迫を改善させるといったことは絶対にありえません。この本をご覧になった方は、主治医または理学療法士に尋ねてみてください。

私の経験で言うならば、100％「分からない」という答えが返ってくるはずです。本当に村松さんは、賢明な判断をされたと思います。事実、保険治療を受けられた方よりも回復したわけですし、対症療法に対して嫌悪感を抱いている方、もしくはその危険性に気付いていない方も、この本に出会ったことをいい機会に、整形外科の治療はその程度にして、痛みは原因でなく結果であるということを是非知ってください。

体験談⑮

杖が邪魔と思えるようになった

神奈川県　吉田恭子（仮名）77歳

【病歴】

平成16年頃　朝、ゴミ捨てのとき階段で**ギックリ腰**。たいしたはことないと思ったが、半年くらいして激痛がはしり、最寄り駅周辺の整形、カイロ、鍼などすべて受診するが効果はなかった。

平成18年　酒井健康院初診。最初はタクシーで、２回目からは駅から歩いて通院できるようになる。３週間くらいで杖が要らなくなる。

現　在　週１度（２回施術）で通院。日常の家事はこなせるようになっている。旅行にも行けるようになった。

■道端で動けなくなったことも

5年ほど前の朝、ゴミを捨てるときに階段でギックリ腰になりました。軽い感じだったので、たいしたことはないと思ってそのままにしていたのがいけなかったと後で整形外科の先生に言われました。1週間くらい大事をとって休んでおけばよかったのですけれども、二人の孫の世話をするのが私の仕事でしたのでなかなか休むことができなかったのです。

そんなことをしているうちに、半年ほど過ぎて不意に腰に激痛がきたので当初は整形外科に行きましたが、なかなか改善されず他の総合病院でMRIを撮ったところ、「脊柱管狭窄」があるなと医師に言われました。

「それほどひどくはないが、確かに脊柱管が狭くなっている」

と言われまして、しばらくは医師から言われるまま電気や牽引、マッサージなどをしていましたが、痛みは全く変わりません。その病院では鍼をやっていたので、効果を期待して鍼を軽くやっていただこうとお願いしました。ところが結果は全くダメで、3回治療を受けたのですが、その度に治療後2、3歩進むともう痛くなり行きは歩いて通院できたのが、帰りはタクシーで帰りました。

別なクリニックではスポーツ関係をやっていらっしゃる先生に診ていただきました。先生は、

「MRIやCTをやってもあまり意味がないよ。もう年なんだからちょっとくらいの痛みは気にしないこと…」

などとおっしゃいました。けれども、いくら年でも痛いものは我慢できません。そのクリニックは今流行りの治療なのでしょうか、足を引っ張ったり、ローラーをかけたり、あるいは電気をやったりしましたが、結局は、全く効果がありませんでした。

それからはさらに最寄り駅周辺のカイロや鍼、リラクゼーションなど7～8軒通ってみましたが、どれも改善することなく効果が見

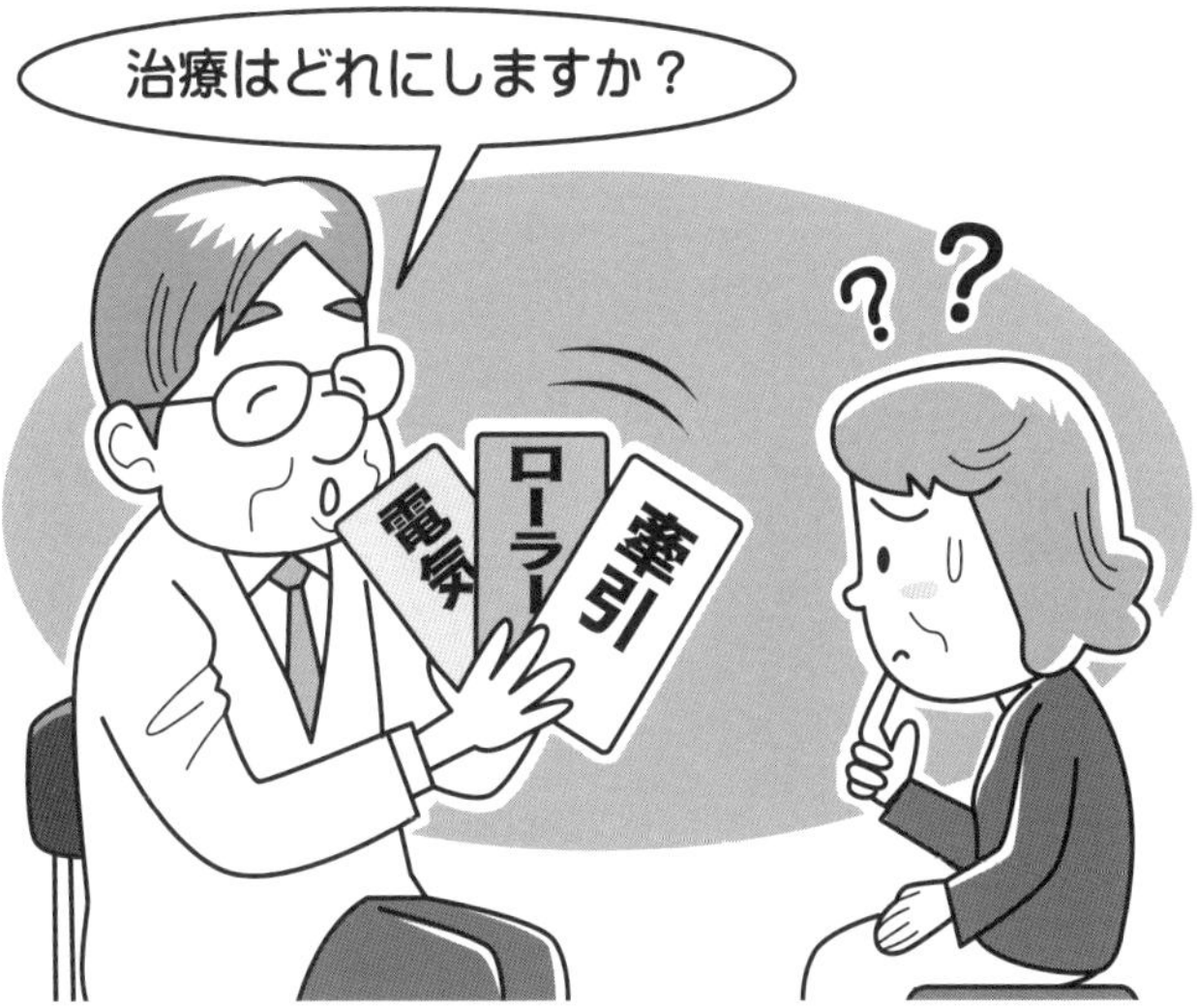

られませんでした。

あるときには治療の帰り道で歩けなくなり、パチンコ屋さんの店先に座り込んでしまい、通りがかりの人にタクシーを呼んでもらって、やっと帰ったこともありました。

だんだん痛みが増してきましたので、まだ孫も小さいし私が倒れてしまっては世話を焼くものがいないということもあり、あちこちよい治療所を探していたところ、新聞で酒井健康院の広告を見つけ、本を取り寄せて理学整体がどのようなものか読んでみました。読み始めは、

「『ここなら大丈夫』という医者に行っても治らないのだから、この内容もウソだろうな…」

と思ってしまいました。

ところが読んでいるうちにすっかり引き込まれ、5回も読み直してしまいました。特に、ある体験談の中で、歩けなかった人が酒井健康院で治療するうちに地下街で食事ができるというくだりを読んで、自分もここまで回復できるのではと感激し、息子に相談しました。

医療関係に勤務する息子は早速インターネットで酒井健康院のことを調べてくれまして、

「ここは無痛療法だから、長くかかるかもしれないが良いと思うよ」

と言ってくれました。

長くかかっても治るなら構わないと思いましたので、思い切って酒井健康院に行ってみることにしました。平成18年11月中旬のことです。

家からタクシーで健康院に行った

自宅から東京の健康院まで電車で行くことは痛みがひどくて到底できません。2万円掛けてタクシーで行きました。治りたい一心だったのです。最初の頃は週2、3回通いました。写真を撮ってもらい、自分の体が曲がっているのを見て、

「これでは痛みが出るのも当たり前」

ということを自覚しました。

当初は家族に同行してもらい、壊れた体の写真も撮り、説明もきちんとしてもらいましたので、家族も安心して健康院へ送り出してくれています。

初日は、歩くのも大変なのでタクシーでしたが、2日目からは杖を使い駅から健康院まで歩いていくことができるほど回復してきました。また2、3週間ほどして施術をしてもらった帰り道、杖を使わずに駅まで歩くことができ、杖が邪魔だなと思えるようになったのです。

これはすごい変化だと思いました。

この時点で「自分は治る」と確信することができました。

ところが、人間というのは少し調子がいいと直ぐに安心してしまいます。私も平成19年になるととても楽になりましたので、半年くらい健康院の通院をお休みしました。しかし、入梅時になると少し痛みがぶり返してきたので、急いで再び健康院で施術を受けると、直ぐに楽だった頃に戻ることができました。少々具合が悪くとも、酒井先生にちょっと治してもらっただけで以前と較べて早く回復するのが、体の壊れ方が改善されてきていることの証拠だと思っています。

■本当に体が壊れていたと納得

私もこの年になりますけれど、毎朝6時に起きて、孫と娘のお弁当をつくり、また4人家族の食事の支度もします。大変重労働なんですよ。今回のことで、娘に家事を代わってもらい楽をしたりしましたが、体が良くなる兆しはありませんでした。やはり仕事がなくなると気力が落ちてしまって、筋力も低下してしまうのではないでしょうか。楽をしていると膝などがガクガクとしてきてしまいます。酒井先生の施術を受けながら働いていたほうが、よほど体にはいいように思っています。

最初、先生から、

「体が壊れている」

と説明を受けたときは、何だか言葉の響きに違和感を持ちましたが、こうして考えてみると本当に体が壊れていたんだな、先生のいわれることが本当なのだと思えてきました。その頃は歩いていると内股歩きになり、足が曲がっていると近所の人によく言われました。それが現在は真っ直ぐになっていると言われます。体の曲がりがいくらかよくなってきているのではないでしょうか。

旅行にも行けるようになった

この間、健康診断でレントゲン撮影をしました。胸を機械につけて手を抱えるようにすると、右側が少し浮くようになります。考えてみると以前はもっとすごくて技師さんがぐっと体を機械に押し付けてくれたのを思い出しました。ということを考えても現在はずいぶん体の歪みが治っているのだと思います。

現在は、週1回行って午前・午後の2回施術を受けています。状態としては起きるときに少しつらいだけで、その他は何事もなく一日こまごま動いております。ギックリ腰の痛さはもうありません。

不思議なことは酒井健康院に通い出してからは、一度も転んだことがありません。以前はよく転倒するので孫に付き添ってもらっていたのです。わずか1センチの段差にもつまずいたことがよくありました。きっと足がよく上がるようになったのだと思います。

実は市の取り決めの様なものがあって、私の様な後期高齢者は健康チェックを行い市に報告するために、月に一回整形外科に通院し

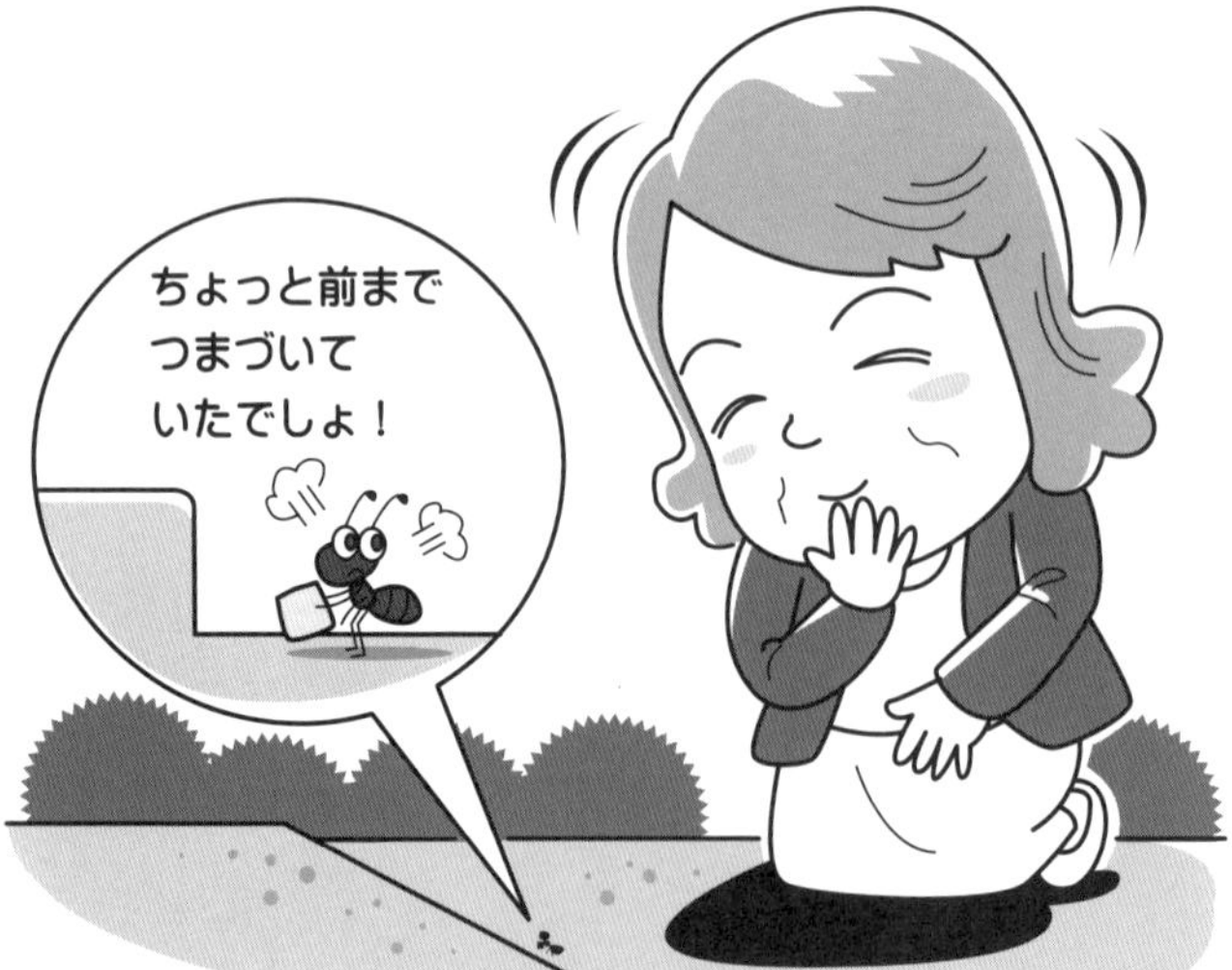

ているのですが、過去の経験から正直行きたくありません。私の家族もやはり今までの治療とは効果の違いがはっきりわかるらしく、

「良い治療を見つけたね」

といつも快く私を送り出してくれますし、私も体が楽になるので、少しでも体に不調があるとすぐ健康院に行きたくなります。

私は旅行が好きで杖が要らなくなってからは、北海道や知人のいる沖縄などに複数回行きましたし、箱根や熱海など温泉にも行くことができて本当にうれしいかぎりです。

【先生からのコメント】

先に述べたように、整形外科のMRI等の機器による検査技術が発達したことは認めますが、医師が「それほどひどくない」と言い切ったにもかかわらず、症状の改善が見られないということは、いかに医師の診断がズサンで、なおかつ治療も妥当なものではなかったということがわかります。

私の健康院に来院される患者さんは、ヘルニア、狭窄、すべり症と診断された方が全体の80%〜90%を占めるのですが、この患者さんたちがこれまで受けた治療法は注射、薬、牽引、電気、リハビリなど、どこの整形外科でもほとんど一緒でした。

つまり、ヘルニア、狭窄、すべり症の根本治療ではないのです。

このような「常識のウソ」が患者さんにも誤解を与えてしまうのです。吉田さんも、具合が悪い時に体を休ませると筋力が低下して動作に支障をきたすのではないかと危惧しておられますが、これも第1章「痛かったら安静が一番」（19頁）に書いてある通り、それ以上悪化させないために体を休ませることが重要なのです。

胃の具合が悪く、働きが低下している時にあえて硬い物や、消化に悪い物、刺激物を食べて胃を鍛えようとしますか？

どこの整形外科のリハビリでもそうですが、鍛えようとするところは即ち負担を強くかけるということなので、リハビリによって症状が悪化するような場合は、やはり休ませることが最善なのです。

体験談⑯

側弯症で数十ヶ所治療所を替えても効果がなかった

群馬県　嶋澤則子（仮名）36歳

【病歴】

中学生の頃　身体検査で**側弯症**と言われる。親が気にして以後、カイロ、整体、鍼など数十ヶ所の治療所に通うが、効果がなかった。

平成20年　酒井健康院で初診。1回目から効果を感じる。

現　在　現在も通院中。

勧められた手術をやらなくてよかった！

小学校の頃、洗髪時に前かがみになったときに腰に痛みを感じました。このときは接骨院で、とても痛い治療を受けて治りました。

中学生の身体検査で側弯症だと言われました。側弯症の場合は痛みも動きの制限も私の場合は感じることがありませんでしたが、親が大変気にして、数十ヶ所の整形外科、カイロ、鍼など評判がいいと聞くと出かけて治療を受けました。また、高校の頃に就寝時に側弯矯正器具をつけたりもしました。

どこも側弯症は治ると言うのですが、効果は出ませんでした。成人して就職もしましたが、私の場合は痛みや日常生活の不都合というものは全くなかったのです。ただ、母親は心配してくれていろいろさらに良い治療所を探してくれていましたが、あるとき夕刊紙の中に酒井先生が登場しているのを見つけて、ここに行ってみようということになりました。

平成20年、酒井先生の施術を受けました。施術前と施術後の写真を見て、

「ああ、違うな」

ということを初回から少し感じました。とくに10回目あたりからさらに違うようになって

きたので、

「他の治療所とは違うな」

と感じました。

これまでどこの治療所に行っても写真を撮られたことはなかったのですが、治療前後の体の変化を写真で確認することができますし、何と言っても酒井先生の施術は、非常にソフトで痛みがなく、そして短時間で体の変化をはっきりと感じるのです。

今までは、他の治療所で治療を受けても効果がわからず、良くならないと決まって「良い姿勢を意識していないから」とか「足を組んではいけない」などと、反対に怒られることが多かったのです。

現在は、体の重い感覚もなくなり、当初、ここまで良くなるとは思っていなかったのですが、酒井先生からもまだ体が変化する余地があると言われて、喜んで通っています。

昔、整形外科で手術を提案されたこともありましたが、側弯症の手術をされた話などを聞いて、本当にやらなくてよかったなと思っています。

【先生からのコメント】

側弯症とは、本来なら正面もしくは背面から見ると、中央にまっすぐ伸びている筈の背骨が主に横方向にねじれている病気で、生まれつき椎体に奇形や癒合のあるために起こる先天性側弯症と、原因不明の特発性側弯症があります。

側弯症の大半を占める特発性側弯症の場合、思春期の女性に多く発生するのが特徴です。整形外科的な治療法としては装具療法、体操療法、電気療法、ホルモン療法等があり、胸椎での弯曲が50～55度を越えた場合は手術が適用される場合があります。

ただ、これらの療法は医学界においても、いまだに効果に疑問符がつけられており、意見の統一が図られていないのが現状です。

つまり、装具をつけていても側弯が進行することがあるし、手術も減少傾向であるのがそれを裏付けているといって良いでしょう。ただし、嶋澤さんの場合もご両親が外見を気にされて、あらゆる治療に通われたことがわかりますように、そもそも側弯症においては、症状（痛みや痺れ）はありません。

症状がある場合、それは側弯症以外のものの由来である可能性が高く、この場合矯正装具や手術のような手段は逆に、症状を悪化させる可能性すらあります。

文中にある側弯症で手術をしたという話ですが、以前出版した本『腰痛、ヘルニアが治った　無痛療法の奇跡』の中で書いた高校3年生の時に手術をした女性のことです。

この方も、自覚症状はなく20年ほどして、突然腰部に激痛が走り腰が前に曲がって伸ばせなくなった時、執刀医から「とうとうこの症状がでてしまったか」と言われ、愕然としたそうです。

側弯症で体が曲がるのは決して骨が主体なのではなく、身体を支え動かす役割を担う筋肉の伸縮の異常が原因であり、理学整体ではこの筋肉を正常化し体を元の状態に整える手技ですので、側弯症への対処としては最も適切であると自負しております。

第3章

簡単な
歪みチェックで
自分の体の
壊れ方を知ろう!

・詳しく知りたい方は「日本理学整体学会」のホームページをご覧下さい。

痛みがなくても体は壊れている……

実は痛みを感じていない方々でも、体のどこかが歪んでいたり、傾いていたり、ねじれていたりしています。私ども理学整体の理論を通して見れば、すぐにそうした体の形（姿勢）の壊れ方を写真などでお見せすることができます。最近、テレビでよく「未病」という言葉が出てきますが、症状がなくても体が壊れている方は、これと同じで要は病気の予備軍なのです。

したがって、まず、痛みがなければ健康体なのだという考えを少し変えていただいて、痛みがなくても知らぬ間に体が歪んでいることがある、ということを常に頭のどこかに置いておいてください。

たとえば、ソファーに座るといつも組む足が決まっていませんか。カバン・バッグをかける肩が常に同じではありませんか。あるいは靴の底の減り方が左右違いませんか。猫背だと周囲から言われたことがありませんか…。

こうしたことに該当する場合は、すでに体の筋肉に伸縮異常が生じています。また正座ができなかったり、前屈しても両手が床に届かなかったり、階段で足が上がらず、ひっかかったり、寝相がいつも同じ横向きだったりする場合は、壊れ方もかなり進行している証拠です。むしろ、体が壊れていない人のほうが少ないと考えたほうがいいのかもしれません。

こうして徐々に体が壊れてくると、痛みやしびれといった症状が徐々に進んでくるわけですが、他にも体幹、内臓にも何らかの影響が出てきます。

たとえば歯の噛み合わせが悪いと不定愁訴や内臓の疾患、頭痛、自律神経失調症、肩こり、腰痛、関節症、あるいは重篤な精神障害をもたらすことが実際に報告されています。

これも私たち理学整体がお話しする体幹末梢反射、末梢体幹反射と基本的に同じことなのです。体の組織は皆どこかでつながっています。まして筋肉は骨格をつくり・動かす大事な組織ですから、この筋肉の伸び縮みの異常から体が壊れていくのは当たり前のことではありませんか。

したがって、もし痛みがなくても慢性な内臓の悩み、体の形（姿勢）や動きの異常がある場合にはご自分で体の歪みをチェックしてみるのも一つの解決策に通じるかもしれません。

ではどうやって体の歪みや壊れ方をチェックするか。それを簡単に自分でできるチェック法を解説してみようと思います。ご自分のことはまずご自分でやってみることです。

健康度チェック

◆ねじれのチェック

鏡があれば一人でチェックが行えます。もし鏡がない場合は誰か家人にチェックしてもらうと簡単にできます。

・正座をして両手を胸の前で軽く合わせます。
・肩の力を抜いて合わせた手の位置を見ます。

合掌した両手の位置が体の中心から左右どちらかにずれている場合は、胴体や腰、骨盤がねじれていることを示しています。このため、頭部、背部、肩部、腰部、腹部、骨盤周辺に異常が起きていると考えられます。

症状としては、**頭痛、肩凝り、めまい、喉の異常、肋間神経痛、腰痛、便秘、下痢、胸部・腹部内臓の異常**などが考えられます。

◆傾きのチェック

・正座をして両手を胸の前で軽く合わせます。

ねじれ・傾きのチェック

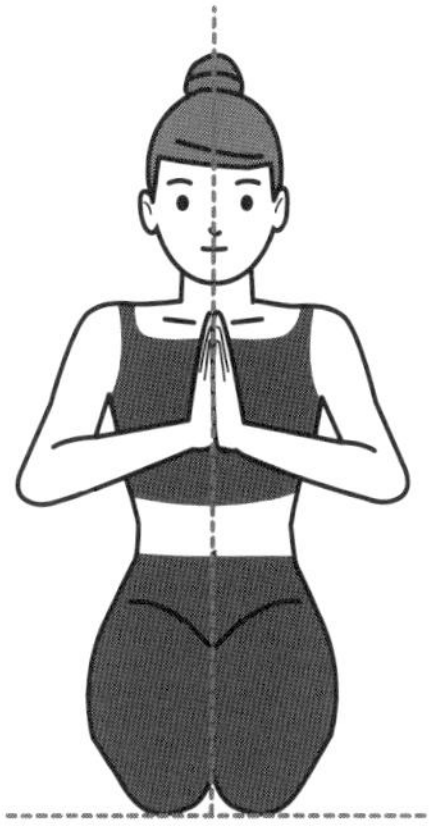

正常

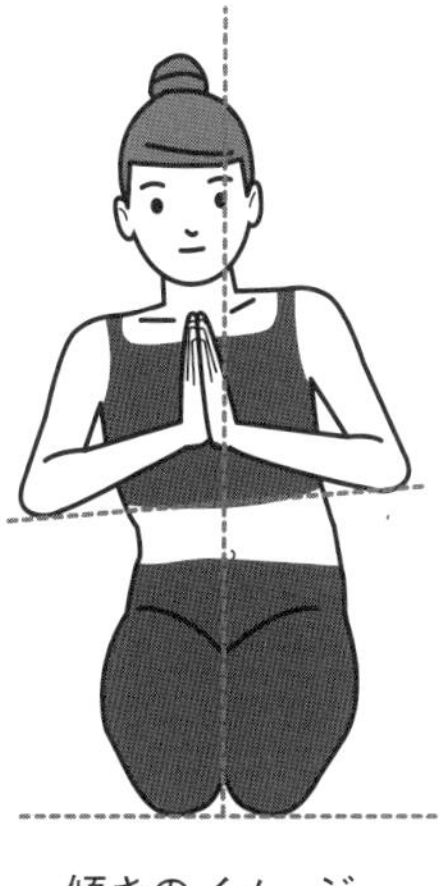

傾きのイメージ

左右どちらかに傾いている。

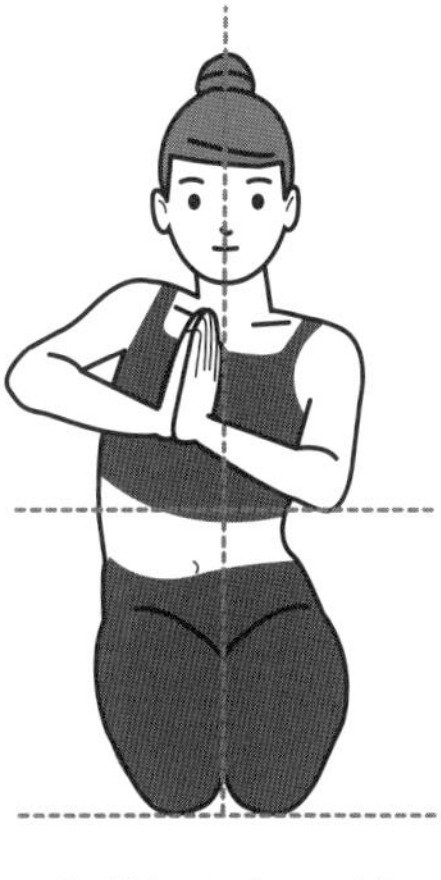

ねじれのイメージ

左右どちらかの肩が前へ出ている。

・**手首から肘までの前腕・上腕が左右同じような「ハ」の字になっているかをチェックします。**

両腕がきれいなハの字になっていない場合は、腕だけでなく、体全体が歪んでいます。これは体幹を支えている筋肉や骨（肋骨・背骨・骨盤）の異常が考えられます。また、肩から上の首や頭のバランスまで狂っている可能性があります。

症状としては**頭痛・肩凝り・腕や手の痛みとしびれ、背中や肩の痛みとツッパリ感**などに関係しています。

◆床への手つき具合のチェック

・**正座をして両手を腋に沿って自然に垂らします。**

・**左右の手がどのように床と接しているかを見ます。**

両手がたくさん床につくほど腰や背中が丸くなっていることを示しています。

また、左右に差があるほど体が傾いている証拠になります。この場合の症状として**背骨・肋骨・骨盤の歪み、腹部・背部・腰部の筋肉の異常**が考えられます。さらに**背中の痛み、腰痛、ヘルニア、側弯症、喘息、風邪、胸の痛み、胸部・腹部内臓器の異常**などにも関係しています。

床への手つき具合のチェック

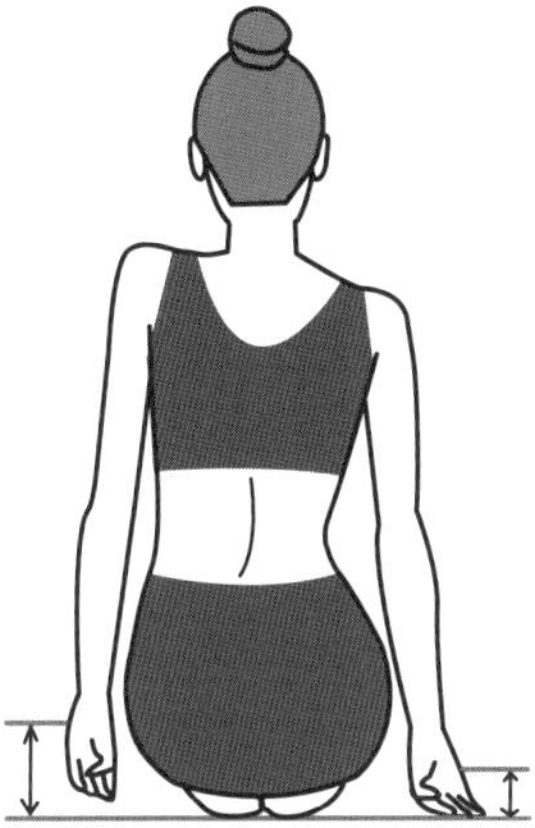

腰椎の出具合のチェック

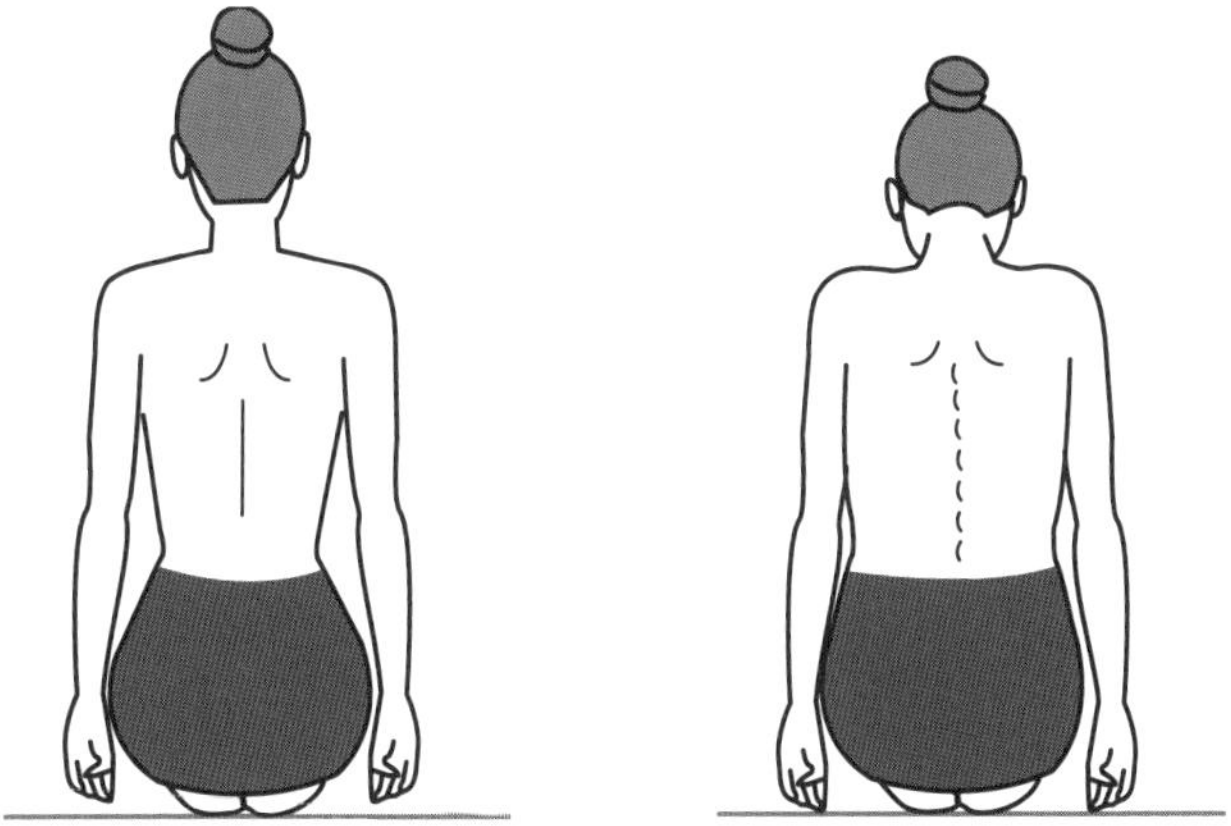

正　常　　　　　　　　異　常

◆腰椎の出具合のチェック

・正座をして体全体の力を抜いて楽な姿勢をとります。

・腰部を手で触れてみます。

このとき腰部が凹んで溝のようになっていれば正常です。しかし腰椎の棘突起がゴツゴツと手に触れるようであれば、体全体が丸くなっている証拠です。

こうなりますと腹部が緊張し、骨盤が後方に下がって腰椎が後弯し、それにともなって肩、首が前に突き出し、顎が上がった状態になります。体の前後の筋肉の伸縮異常が、このような姿勢の悪さとなって現れるのです。

症状としては**腰痛や坐骨神経痛などの足の症状**がある人のほとんどがこの異常が見られます。

自分で壊れた体を治してみよう

　さて、こうした体の歪みがあると分かったら、まず自分で治す簡単な体操をお勧めします。これは理学整体で勧める健康体操で、ラジオ体操などのように左右対称に動かすようなものではありません。歪んだ体を本来あるべき形（姿勢）や動きに回復するためのものですから、力を込めて激しい運動にならないよう、ゆっくりと呼吸を整えながら行ってください。

　くれぐれも必要以上に何度も繰り返したり、力を入れ過ぎないことです。左右同じにやらないと気が済まない人がいますが、歪みのある部分を治そうとするのが目的ですから、左右違う体操で当然なのです。

◆天つかみ体操

　これは片方の手を使って行う体操です。

●効果のある症状

　頭痛、肩凝り、手のしびれ、上半身の痛み

●体操の方法

①手のひらを正面に向けて、片方の手を挙げます。このとき、右の首・肩に痛みや凝りなどの症状があるようなら左手を、左の首・肩に症状が出ているなら右手を挙げるようにします。

②手を挙げたまま、軽く握りコブシをつくります。

③コブシを握ったまま、手のひらが内側（自分の側）に向くようにしながら手を下ろします。このとき肩や腕の力を抜くように心掛けてください。何か上にあるものをつかんで、胸のあたりに引き下げるようなイメージでやってみるとよいでしょう。

7〜8回を1セットとして、2〜3セットを目安にやってみてください。体操を行う姿勢は、立位、椅座位、正座位、仰向けに寝た状態のいずれでも構いませんが、最初は寝た状態④で行うと、体をねじることが少ないのでやりやすいでしょう。

◆膝抱き体操

これは片側の膝を両手で抱え、仰向けの状態で体を揺らす体操です。

●効果のある症状

腰痛、膝痛、下肢の痛みと痺れ

天つかみ体操

《どちらの手を使うかをチェックする》

右の首・肩に痛みや凝りがある場合→**左**手
左の首・肩に痛みや凝りがある場合→**右**手

①

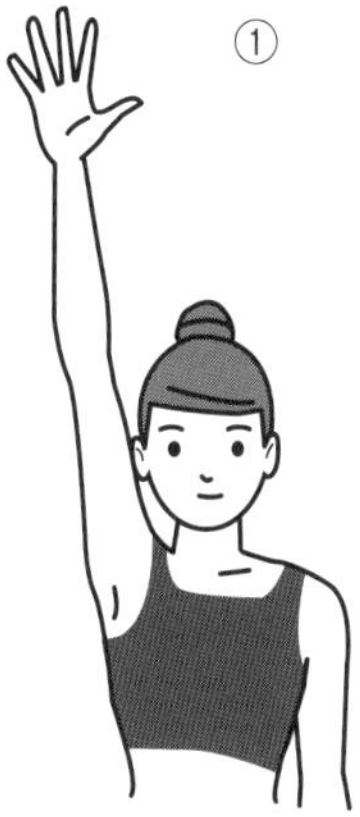

手のひらを正面に向けて、使う側の腕を上に挙げる。

②

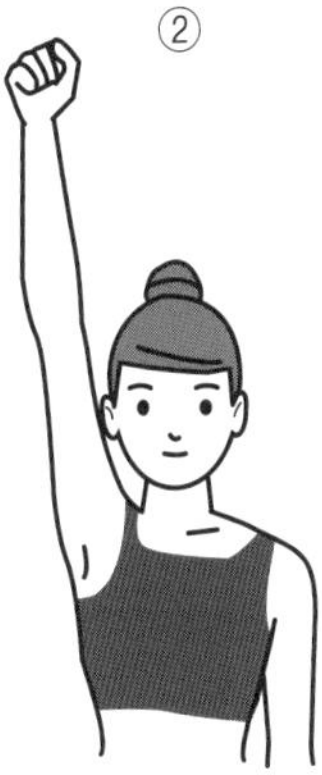

腕を挙げたまま、軽く握りコブシをつくる。

③

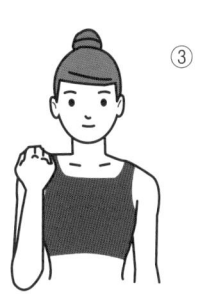

手のひらが内側を向くように腕を下ろす。７～８回繰り返し、これを１セットとして２～３セット行う。

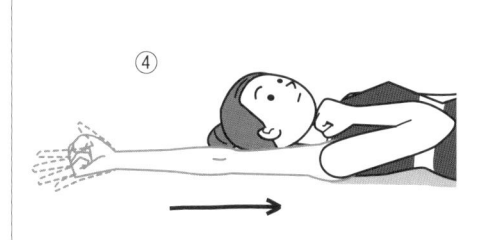

④

※この体操は、立位、座位、仰臥位のどの体勢でもよい。

●体操の方法（パターンA）

①両足を前に伸ばして座ります。右の腰や足に症状が出ている場合は左の膝を、左の腰や足に症状が出ている場合は右の膝を両手で抱えます。

②膝を抱えたら、そのまま後ろのほうへゴロンと転がり、仰向けのままで前後に体を軽く揺らすようにします。その際は大きく揺らす必要はありませんので軽くゆらすようにしてください。膝をひきつけ過ぎないように、肘を伸ばしたままで行うように注意してください。

ゴロゴロと10回ほど揺らしたら、それを1セットとして2～3セットを目安にして行ってください。1セット行ったら少し休憩を入れましょう。うまく揺らせない人や揺らすと痛みの出る人は、体がほんの少し揺れる程度にしたり、回数を減らしてみるといいでしょう。

それでもつらい人はパターンBのやり方を試みてください。仰向けに寝たまま片膝（症状のない側）を両手で抱えて胸に引き寄せるようにします。このときに痛みを感じるようであれば、頭の下に枕を置くと楽に行えます。

膝だき体操

《どちらの膝を抱くかをチェックする》

右の膝・足に症状がある場合→**左**膝

左の膝・足に症状がある場合→**右**膝

●パターンA

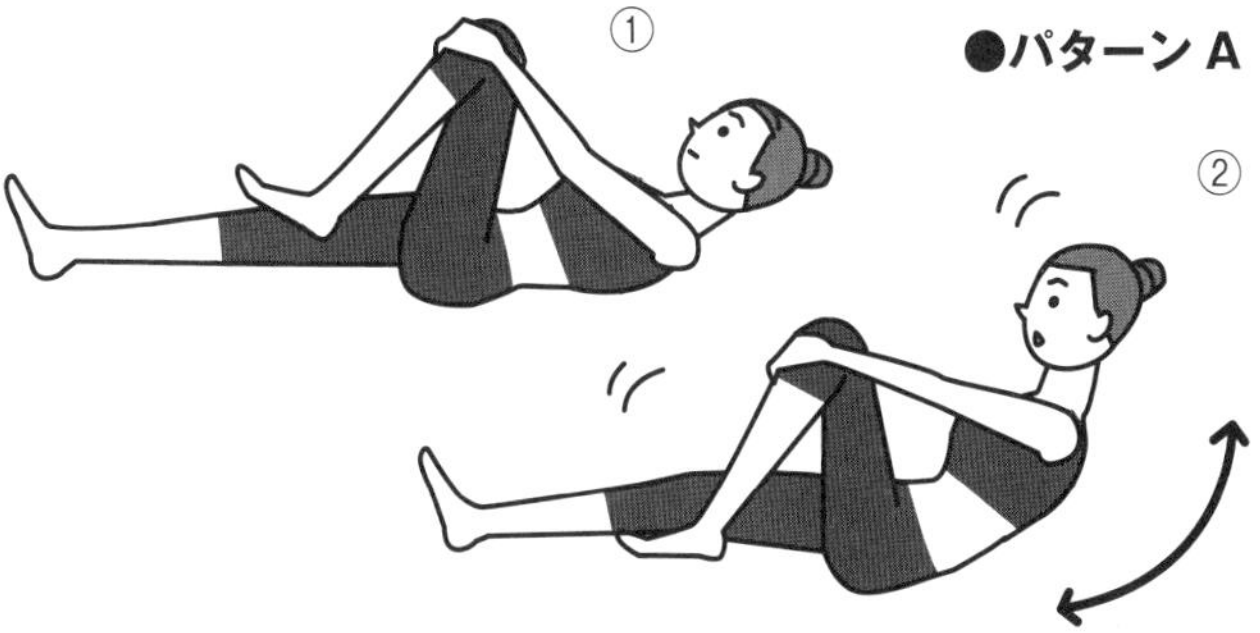

仰向けでチェックした側の膝を抱え、揺りかごのようにゴロンゴロンと体を軽く揺らす。こに時、肘を伸ばし、膝を引きつけ過ぎないようにする。回数は、原則として１セット10回を２～３セット。セット間は休憩を入れる。

●パターンB

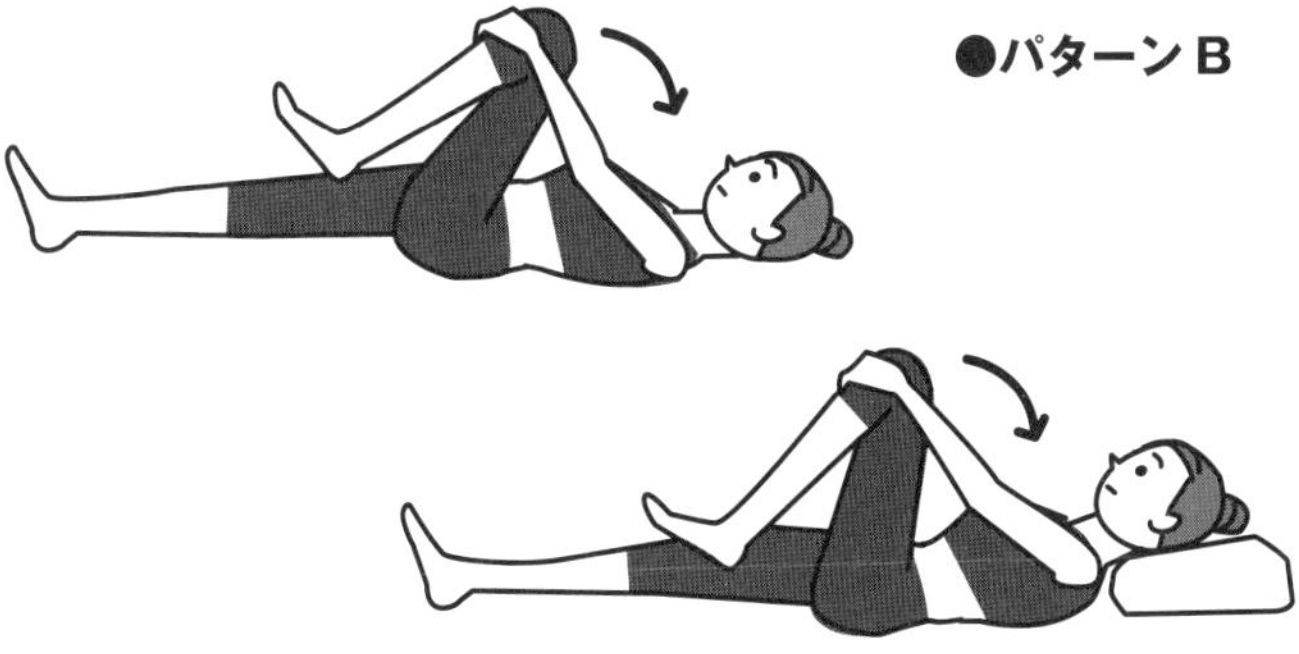

パターンＡの動作が苦しい人は、寝転がったまま、片膝を引きつけるようにする。それでもつらいようなら、頭の後ろに枕を添えて行うと楽にできる。行って痛みの伴う場合は、痛みのない回数まで減らすこと。

◆手のひら合わせ体操

胸の前で手のひらを合わせて、それを横に移動する体操です。

●効果のある症状

頭痛、肩凝り、手のしびれ、上半身の症状

●体操の方法

①両手を胸の前で軽く押し合わせます、肘を張り過ぎて手首がねじれないようにします。

②合わせた手は症状の出ていない側にずらします。つまり、右の首・肩・背中に症状のある場合は左へ、左の首・肩・背中に症状のある場合は右へ移動します。ゆっくり息を吐きながら、合わせた両手の位置を3～5センチほど左右のどちらか（症状の出ていない側）へ水平にずらし、3～5回ゆっくりと呼吸します。大きくずらし過ぎると上半身の関節、筋肉にねじれが生じ、体操の効果が薄れるばかりか、かえって体に悪影響を与えることになりますので注意してください。

③息を吐きながら、手を元の位置に戻します。この動作を2～3回繰り返します。

体操を行う姿勢は立位、椅座位、正座位、仰向けに寝た状態のいずれでも構いませんが、最初は寝た状態で行うと、体をねじることが少ないのでやりやすいでしょう。

手のひら合わせ体操

《どちらへ移動するかをチェックする》

右の首や肩に症状がある場合→**左**へ
左の首や肩に症状がある場合→**右**へ

①

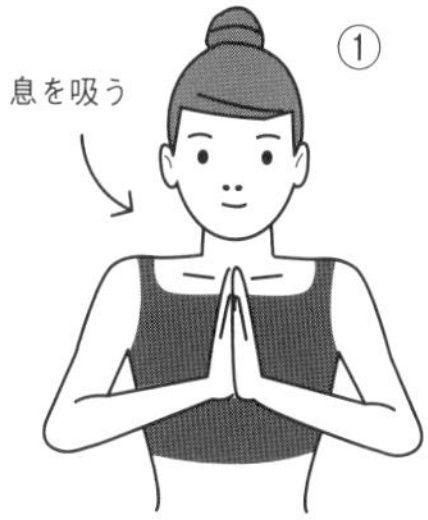

両手を軽く押し合わせて胸の中心に置き、ゆっくりと大きく息を吸う。この時、肘を張り過ぎて、手首がねじれないようにする。

②

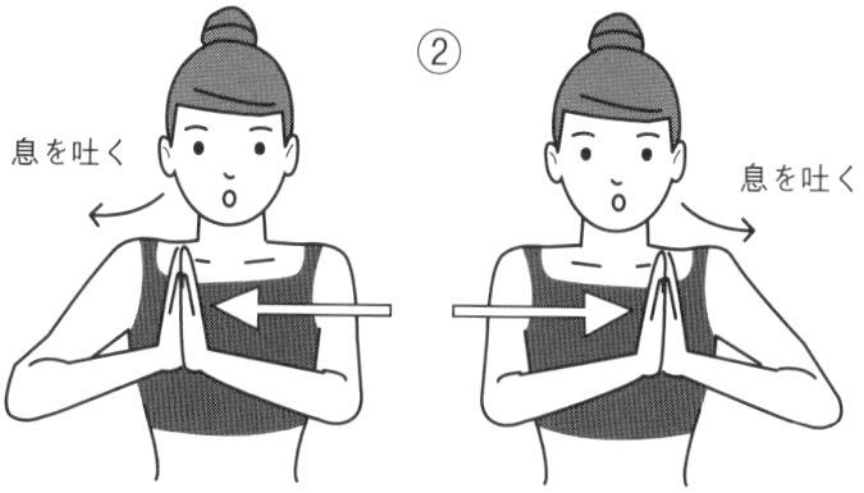

ゆっくりと息を吐きながら、両手の位置をチェックした方向へ３～5cm ずらす。その状態のまま、３～５回大きく深呼吸をする。ずらし過ぎると、上体がねじれ、背骨、筋肉のねじれを招いて逆効果になるので注意すること。

③

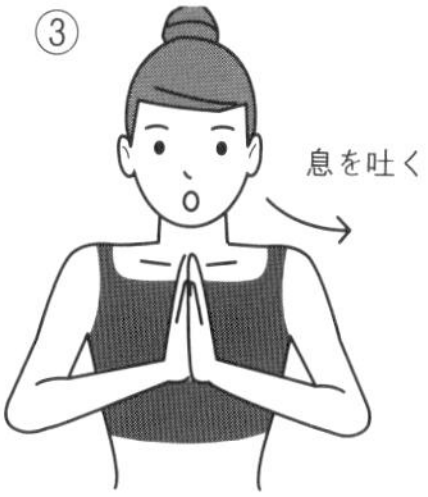

息を吐きながら、手を元の位置に戻す。この動作を２～３回繰り返す。

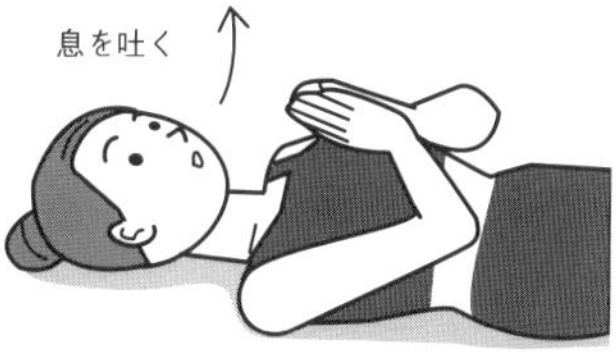

※慣れないと体がねじれやすいので、最初は寝た状態がおすすめ。座位や立位では、鏡の前でチェックすれば確実。この体操は、１日何回行っても構わないが、最低でも朝晩２回行うと効果的。

おわりに

本書をお読みいただきありがとうございました。

本文にも書きましたが、著しい進歩を遂げているはずの現代医学でも腰痛という病名は存在しません。「腰痛とは、疾患（病気）の名前ではなく、腰部を主とした痛み、はりなどの不快感といった症状の総称」という定義しか示せないのです。

本書に登場していただいた理学整体での施術体験者のお話からもご理解いただけたと思いますが、病名がつけられない理由は、腰痛を訴えて治療に訪れた患者さんに対して、CTやMRIなどの最新技術を駆使した検査を行っても、腰椎を直接障害する腰椎椎間板ヘルニアや腰部脊柱管狭窄やがんの骨転移など、原因が特定できるものは全体の15％程度しかなく、あとの85％は腰痛の発生源は特定されず原因不明の腰痛症状として扱われているのが現状なのです。

原因がわからぬまま、医師から告げられるのは「歳のせい」「運動不足」「体重のせい」で、しまいには職場やストレスの「環境のせい」にされ、ろくな治療もせずに「痛み止めや牽引・ホットパック」といった旧態依然の治療法が行われているため腰痛を悪化させているという現状が多くあります。

理学整体の考え方では、痛みなどのすべての体の異常は、手足の形や体幹の形の異常、あるいは体幹および手足の動きの異常となって現れるとしています。体のどこかに異常（痛み）が発生した場合でも、その部分のみを特定して施術することはありません。筋肉や関節の可動状態やバランスを調べ、もし可動域に制限があったり、バランスが崩れている場合は、そのバランスを調整することで、全身の機能を回復させる調整法なのです。

身体のバランスを調整することにより自然治癒力を引き出し、その症状を取り除いて根本から改善することができますから調整前後の身体の変化を目で確認することで治癒効果が実感できます。詳しくは「酒井健康院ユーチューブ」で動画公開しておりますのでご覧ください。

原因不明の腰痛や関節痛、しびれなど体の異常にお悩みの方は岐阜県各務原市の酒井健康院本院か東京五反田分院にお問い合わせください。

日本理学整体学会会長・酒井健康院院長　酒井 和彦

本書の内容に関するお問い合わせは

日本理学整体学会本部
酒井健康院 岐阜本院 058-371-3333
東京(五反田)分院 03-6450-3885
ホームページは「酒井健康院」で検索

新装版
現代の医学では治らない、治せない
腰痛手術に待った!

2018年10月1日 初版第1刷発行

著 者 酒井 和彦
発行者 池田 雅行
発行所 株式会社 ごま書房新社
〒101-0031
東京都千代田区東神田1-5-5
マルキビル7F
TEL 03-3865-8641(代)
FAX 03-3865-8643
企画・制作 株式会社フジコム
デザインDTP 田中敏子(Beeing)
印刷・製本 創栄図書印刷株式会社

ISBN978-4-341-08713-5 C0047